解讀時空『基因』密碼

疾病有數

陸致極　著

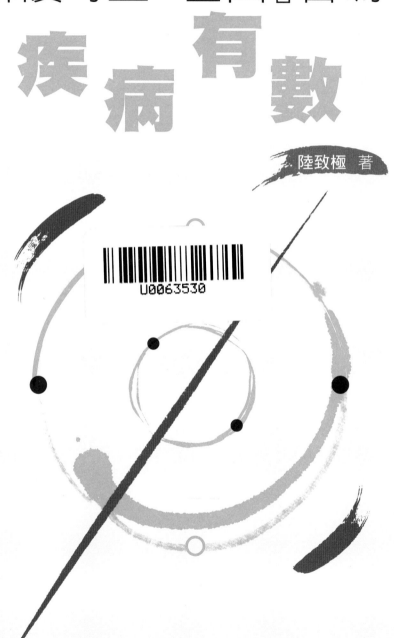

◻ 序

致知格物探時空　極本窮源話健康

　　2016 年 11 月 30 日，聯合國科教文組織保護非物質文化遺產政府間委員會正式通過決議，將「二十四節氣——中國人通過觀察太陽周年而形成的時間知識體系及其實踐」列為聯合國科教文組織非物質文化遺產代表作名錄，中華先哲的智慧再次獲得世界性的廣泛認可。

　　二十四節氣是中國干支記時傳統曆法體系必不可少的因素，也是干支年月劃分的標準。古代先哲「採五行之情」，根據四季物候變化、陰陽更替之理，賦予了干支特有的五行屬性，使不同出生時間者（年月日時）具有各異的先天稟賦，用現代的語言來解釋就是個體時空「基因」。在陰陽五行的框架下，古代中醫根據五行化生的原理又演化出了「五運六氣」理論，至唐宋而為盛，這是中醫「天人相應」概念的具體運用，相對於樸素的五行生剋模式又前進了一步，在臨床實踐中意義巨大。

　　五運六氣理論從年干推算五運、從年支推算六氣，並從運與氣之間判斷該年氣候的變化與疾病的發生。天人相應，不同個體在五運六氣規律「太過」或「不及」狀態所受影響不一，通常以年為單位，有以公元紀年尾數將個體分成十類者，然而茫茫人海，僅分為十類，似乎失之於簡。是否能更精細一些呢？本書的作者、著名文化學者陸致極先生成功地解決了這個問題。

　　六、七年前，陸先生開始對出生時間與體質之間相關性進行研究。他創造性地建立了出生時間（時空結構）的數學模式，將出生時間干支陰陽五行數據轉換為數學變量表示式，根據數值分析先天稟賦，這是他研究方法上的獨到之處。他又以王

琦教授九種基本體質類型為切入口，通過測試與數理統計來探尋時空結構與九種基本體質之間的關係，結果發現了兩者之間存在相關性。他認為個人出生時的「這個特定時空結構，可以稱作是他與生俱來的『基因』圖譜」。他正是從這個「基因」圖譜出發，探索和描寫個人出生時由宇宙生物場所賦予的「先天體質」。其成果記錄於2012年出版的《又一種「基因」的探索》。這是陸先生有關出生時空與健康研究工作的第一個階段。

　　歸納容易演繹難，陸先生的第二階段工作向縱深發展。近五年來，他嘔心瀝血，從原先105例逐漸積累至3000餘例（包括疾病），他以其中1085例作為體質統計實案，進行樣本的數理分析，分析結果表明，出生時間干支五行數據與人體九種體質的相關性很強。在考察了各家自然體質學說之後，陸先生毅然以四柱時空結構為本，作為人的先天稟賦，接著與五運六氣相結合，探討不同先天體質人群在每年運氣「太過」、「不及」狀態下所受到的影響。這主要是時相框架中年運、司天、在泉、主氣、客氣諸因素，它有助於精準地進行個體健康「預測」，有的放矢地開展養生保健而「治未病」。這種方法將五運六氣作為背景，使靜態的先天稟賦與動態的五運六氣相結合，它以2小時為基本單位，將原先的10類人群（以天干十年）發展到56萬1千6百種個體，顯然更精細化了。他還根據總樣本，推算出九種體質強臟、弱臟的均值，並將此均值設定為五臟系統數值中的上界和下界，哪個臟腑的數值越出這個區域，它就越出了「警戒線」，而「警戒線」數值的設定，對於觀察臟腑失衡有著重要意義，由此而提出一種全新的動態個性化養生和保健策略。這些探索構成了本書的基本內容。

　　陸先生近十年來研究工作，真是令人喜出望外，成果接二連三。不僅梳理了術數肇始與古今理論發展的脈絡，又以人體健康信息作為突破口，運用現代的數理統計方法，進行客觀論證。我曾問過陸先生，未來第三階段的研究重點將會如何？他

不假思索地説將從時空「基因」分析由體質健康進一步發展到疾病層面，探尋某些特定疾病的時空「基因」特徵。在大數據處理的新時代，將時空與運氣兩者結合起來，可算是一種創舉。可以預期，其研究成果將進一步豐富中醫體質學的理論與實踐，使人們進一步瞭解自己的體質，把握自己的健康，防病治病。當然這項研究有相當難度，雖前程艱險，仍胸有成竹，邁步前進，不斷探索，這就是我認識的陸先生。

自宋代而降，有儒醫之稱，范仲淹名句「不為良相，便為良醫」之所謂也。儒醫在中醫界具有崇高的聲譽，他們不僅通醫術，又通經史詩詞，學術功底深厚，著書立説，影響深遠。如蘇東坡、沈括撰《蘇沈良方》，程顥、程頤兄弟精脈學，司馬光著《醫問》、陸游編《陸氏續集驗方》，而近代國學大師章太炎出身中醫世家而獨悟《傷寒雜病論》、惲鐵樵痛失愛子棄文從醫著書立説而為中醫翹楚，他們均有儒醫之雅稱。而今陸致極先生當屬其列。

唐代孫思邈在其《備急千金要方》開篇「論大醫習醫第一」闡述：「凡欲為大醫，必須諳《素問》、《甲乙》、《黃帝針經》、《明堂》流注、十二經脈、三部九候、五臟六腑、表裡孔穴、本草藥對，張仲景、王叔和、……等諸部經方，又須妙解陰陽祿命、諸家相法、及灼龜五兆、《周易》六壬，並須精熟，如此乃得為大醫。」又説：「至於五行休王、七耀天文，並須探賾」「若能具而學之，則於醫道無所滯礙，盡善盡美矣。」當代中醫倘若以現代的思維與方法將先哲時空觀應用於臨床，以提高療效並「治未病」，則「盡善盡美」矣。陸先生的探索在這方面為我們提供了一個範例。

先嚴陳寶良（洪鉅）先生終身致力於術數研究，卓然自成體系，晚年出版《淵龍命學》。他對中醫也有涉及，結合其術數功底，嫻熟運用子午流注按時點穴、虛補實瀉之法，療效奇佳。他認為先天體質乃人生之本，五行為萬物歸元，生剋制化，規律可循。古法中醫以陰陽五行所推五臟六腑、奇經八脈為基礎，望聞問切，四診八綱，以體質稟賦為要素，身元體強者病雖重痊癒可期，而身元體弱者病重惡化名醫

難救。昔日父親周圍有許多業餘愛好者，他一不神秘，二不保守，對他們所問皆公開解答。他常稱讚內有兩位青年，一位楊立平，一位陸致極，接受能力最強，隨後各就各立。上個月陸先生造訪家父，告知又一新作完稿，家父大喜。他認為陸先生雖非醫學家，亦非命理學家出身，多年來愛好研習，造詣至深，已成為專業中卓然佼佼者，竟能將兩者結合之專著出版，精神可貴，讚嘆不已。遺憾的是，兩周後父親以八九高齡猝然駕鶴西瓨，他再也沒機會手捧陸先生即將付梓的這本新作了。

　　陸先生囑為序，正值服喪，五內俱焚，心神不寧，草草而成。不敬之處，望諒宥。

陳業孟

2016 年 12 月 29 日

　　陳業孟（1962--），醫學博士，先後畢業於上海中醫藥大學與北京中醫藥大學。曾任職上海醫科大學（現復旦大學）附屬華山醫院。現為美國紐約中醫學院院長，兼任美國針灸與東方醫學院校論證委員會（ACAOM）副主席、全美華裔中醫藥總會（NFCTCMO）執行會長、世界中醫藥學會聯合會主席團執行委員、上海中醫藥大學國際教育學院客座教授、人民衛生出版社中醫藥專家委員會委員。

前言

　　2012 年初出版的拙著《又一種「基因」的探索》是一份關於出生時間與體質之間相關性的研究手記。當時只有 100 多個案例，通過計量分析，我發現，人出生時的時空結構與他的健康之間確實存在著某種相關性。我把這種時空結構稱作「又一種『基因』」，以區別我們身上帶有的來自父母的生理基因。它映射了深深植根於東方古老傳統文化土壤中的一個偉大的假說：人出生的時空結構聯繫著他的生命信息。正是中華先哲這種超越「時代」的睿智，鼓動了我繼續不斷上下求索的熱情。

　　近五年來，我一直埋頭在這方面的研究之中。今年春天，我在上海應象中醫舉行講座。講座期間，感謝我的朋友和學生，使我的案例數目有了迅速的增長；對此的數理統計工作也有了突破性的進展。如果說《探索》是第一步工作：發現「先天體質」，證明其與出生時空的相關性，那麼，第二步工作就是：如何根據先天體質的時空特徵，去進一步預測人的體質類型。具體言之，是要從體質自測結果中找出對應於出生時空結構的每一類體質類型的「深層」結構，即每一類體質的基本式及其變體。這些基本式和變體，都是由反映出生時空結構要素的一系列變量組成的數組。它們構成了先天體質預測的基礎。經過反復的測試實驗和電腦數理統計運算，終於形成了電腦自動預測的程序：只要輸入一個人出生的年、月、日、時，通過運算，電腦程序會立刻輸出這個人的先天體質類型。這個程序將放在「至易健康」公眾號平臺，讀者可以去自己測算，並以此瞭解自己的先天體質和應對方案，實踐中醫「治未病」的崇高目標。自然，先天體質是後天體質狀態的根基。論述先天體質概念及其構成，探求先天體質類型的特徵及其基本式和主要變體，是本書的主要內容。

本書還討論了中醫五運六氣的應用。運氣學說是《黃帝內經》的重要組成部分，是中華民族傳統文化的結晶。在認真檢點了前人的研究成果後，我認為，直接將五運六氣所展現的時空節段狀態作為出生人的先天體質，則過於粗略。應當跨越五運六氣，直接以反映人出生時間的年、月、日、時四柱時空結構作為先天稟賦的基礎。我在書中詳盡地論證了這個結論，並找到了刻畫這個結論的量化方式。接著，在深入探討了四柱展現的先天體質特徵以後，又「回歸五運六氣」：把五運六氣所刻畫的自然環境的變遷，作為出生人外部動態演變的客觀環境，探討不同體質的人對不同的環境變遷所產生的不同結果，並在此基礎上做出具體的動態的描寫。這是本書最後一章討論的主要內容，期待由此產生一種全新的、動態的、個性化的保健策略。

近些年來，在自然科學方面常常談到「量子糾纏」。所謂量子糾纏，是指兩個糾纏的量子，不管相距多遠，它們都不是獨立事件。當你對一個量子進行測量的時候，另外一個相距很遠的量子居然也可以被人知道它的狀態，可以被關聯地測量，這是一種很不可思議的現象。清華大學施一公教授說：「但這樣一個簡單的現象既然存在於客觀世界，我相信它會無處不在，包括存在於我們的人體裡。是不是這樣呢？當然是這樣。」[1]我常常想，量子糾纏現象是不是可以跟我們傳統文化中的「氣」聯繫起來。在我們古人心裡，「氣」就是一種構成世界萬物的物質微粒。氣的「交感」或感應存在於天地之間，當然也存在於自然和人體之間。傳統中醫談論的「天人合一」，正是討論這樣的交感現象。自然科學的量子糾纏，或許正是這種氣的交感現象的現代版注釋。

大數據時代為我們的研究開創了新的機遇。即使我們目前還無法在物質結構層面解開這種「氣的交感」之謎，但對收集到的較大數據進行數理統計，可以彰顯「氣」的相互作用的影響。這正是本書所做的工作。希望本書的工作能開啟生命科學新的研究天地。

本書的研究得到了不少朋友的幫助和支持，尤其要感謝王永成、盧津源、陳業孟、鮑卿、戴理宏、熊月之、何重建、董向慧、邢斌、胡志強、金曉常、鄭英旻、莊圓、謝平、夏林、帥政宏、張楠、王建濤、安廣青、秦敏禾、王克軍、徐飛、史越、郁雷、曹曉明、洪大德、唐保興、袁家驥、袁衛東、奚頌華等好友的熱情關懷和幫助。我還要感謝妻子魏曉明的支持。香港萬里機構的吳春暉先生為此書的編輯出版付出了辛勤的勞動，在此致以衷心的謝忱。

又一本研究報告完成了。雖是雪泥鴻爪，但的確浸透了我這些年的心血。謹以此奉獻給每一個熱愛中華傳統文化的讀者。

陸致極

2016 年 12 月 9 日於上海五行齋

注釋：

1　　施一公教授在「未來論壇」演講：「生命科學認知的極限」（2016 年 1 月）。

◻ 目錄

序：致知格物探時空　極本窮源話健康（陳業孟）　002

前言　　　　　　　　　　　　　　　　　　　　　006

第一章　問題的提出
　　　1・中醫體質學　　　　　　　　　　　　014
　　　2・九種體質類型　　　　　　　　　　　016
　　　3・先天稟賦　　　　　　　　　　　　　019

第二章　五運六氣
　　　1・運氣學説　　　　　　　　　　　　　026
　　　2・汪德雲：「人體胚胎發育期學説」　029
　　　3・李陽波的中醫運氣學探索　　　　　031
　　　4・莊一民：《中醫運氣與健康預測》　037
　　　5・樓中亮：《算病》　　　　　　　　　043
　　　6・田合祿等：《中醫自然體質論治》　046

第三章　先天體質
　　　1・跨越運氣學説　　　　　　　　　　　056
　　　2・干支符號　　　　　　　　　　　　　058

3・氣運動狀態的表述　　061

4・先天體質　　064

第四章　分析框架

1・樣本　　070

2・數據轉換　　073

3・從「一氣周流」到五臟系統　　078

4・五臟氣機模型　　083

第五章　九種體質的基本式

1・樣本的分類統計和分析　　090

2・平和質　　094

3・氣虛質　　097

4・陽虛質　　102

5・陰虛質　　107

6・痰濕質　　111

7・濕熱質　　116

8・血瘀質　　120

9・氣鬱質　　125

10・特稟質　　129

第六章　先天體質識別和保健

1 · 先天體質類型的程序識別　　140

2 · 先天體質的確認　　146

3 · 偏頗體質的疾病傾向　　149

4 · 偏頗體質的調養方案　　154

5 · 平和體質的保健方案　　168

第七章　回歸五運六氣

1 · 強臟和弱臟　　174

2 · 返歸五運六氣　　182

3 · 一個全新的個性化保健策略　　189

附錄：一場別開生面的講座（秦敏禾）　　198

主要參考文獻　　201

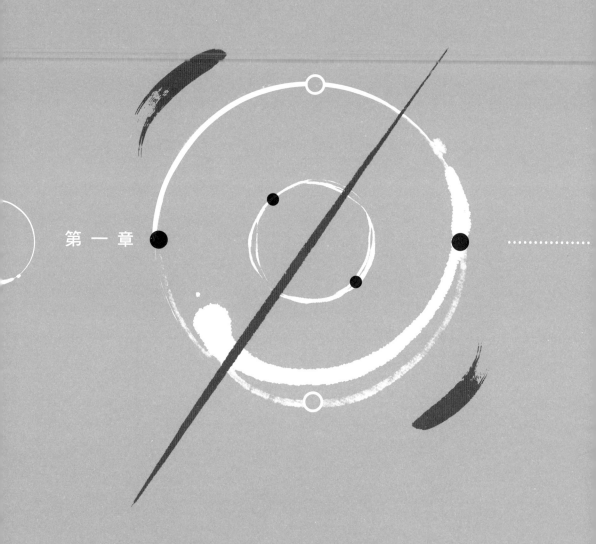

第 一 章

……問題的提出 (

■ 1 · 中醫體質學

　　體質研究源於最初對個體差異現象的發現。正如自然界沒有完全相同的兩片樹葉，人世間也沒有兩個完全相同的人。大千世界，人各百態。體質現象是人類生命活動中的一種重要表現形態。

　　早在中醫經典《黃帝內經》中，對體質的形成、特徵、分型以及與疾病的關係就有了論述。以後，經過漢代張仲景、隋代巢元方、金元四大家、明代張景岳、清代葉天士等歷代名家的探索和臨床實踐，中醫體質理論逐漸深化，代有建樹。尤其在葉天士的《臨證指南醫案》一書中，明確應用了「體質」這個詞。

　　然而，這些論述終究散見於各家著述之中，並未形成專門的學科體系。直到 20 世紀 70 年代後期，隨著中醫理論整理研究的深入，中西文化在新時代的交融影響，中醫體質學說的研究出現了嶄新的突破。以王琦、匡調元為代表的一批學者，不僅對歷代醫家有關體質的論述作了系統的挖掘和整理，而且在理論研究、社會調查、臨床實踐、實驗研究等多方面，對體質的形成及其基本原理、體質的差異規律及類型、分類方法、體質構成要素、體質與病證等多項內容進行了深入的探討和研究，相繼有《中醫體質學說》、《人體體質學》、《中醫體質學》[1]等著作以及大量學術論文發表，它標識了中醫體質理論體系的確立。中醫體質學作為一門獨立學科，終於在祖國醫學的百花園裡綻放出迷人的光彩來。

　　那麼，何謂「體質」？

　　作為中醫體質學的奠基者和開拓者，北京中醫藥大學王琦教授說：

　　　　體質是指人體生命過程中，在先天稟賦和後天獲得的基礎上所形成的形態結構、生理功能和心理狀態方面綜合的、相對穩定的固有特質。其表現為結構、功能、代謝以及對外界刺激反應等方面的個體差異性，對某些

病因和疾病的易感性，以及疾病傳變轉歸中的某種傾向性。它具有個體差異性、群類趨同性、相對穩定性和動態可變性等特點。這種體質特點或隱或現地體現於健康和疾病過程之中。[2]

他進一步指出：

中醫體質學是以中醫理論為指導，研究人類體質特徵、體質類型的生理病理特點，分析疾病反應狀態、病變性質及發展趨向，闡述人體體質與健康、疾病的相關性，指導疾病預防、治療以及養生康復的學科，是一門以傳統方法和現代科學方法相結合的交叉性、應用性學科。[3]

中醫體質學把人體健康和疾病的共同規律性跟個體的特異性結合起來，順應了21世紀現代醫學從「疾病醫學」向「健康醫學」發展、以「預防疾病，促進健康」為目的[4]的世界醫學新潮流，強調了以「人」為中心[5]，辨別個人的體質差異，從而實現「個性化」診療，由此為生命科學提供了新的認識體系。同時，它也為傳統中醫理論的創新、發展和突破奠定了基礎，提供了新的範式。

◻ 2 · 九種體質類型

作為中醫體質學的突出成就，是王琦所帶領的課題組，在古代體質分類方法的基礎上，結合臨床實踐，應用文獻學研究方法、流行病學調查方法以及統計學方法，建立起了中國人九種基本體質類型系統。

2009年4月9日，作為第一部指導和規範中醫體質研究和应用的文件——《中醫體質分類和判定》標準，由中華中醫藥學會正式發布。這是在王琦團隊研究基礎上編寫和制定的。「億萬蒼生，人分九種」，即：

　　　　平和質，氣虛質，陽虛質，陰虛質，痰濕質，濕熱質，血瘀質，氣鬱質，特稟質

在這九種體質中，只有平和質是健康的，其他8種都是偏頗體質，屬亞健康範疇。下面是九種體質圖表[6]：

A型　平和質	B型　氣虛質	C型　陽虛質
・精力充沛	・容易疲乏	・手腳發涼
・語音有力	・聲音低落	・不耐寒冷
・處世樂觀	・喜歡安靜	・容易腹瀉
・適應力強	・容易感冒	・胃脘、背部或腰膝怕冷

D型　陰虛質	E型　痰濕質	F型　濕熱質
・手腳心發熱	・身體沉重感	・面部油膩感
・口咽乾燥	・腹部肥滿鬆軟	・易生痤瘡
・大便乾燥	・額部油脂分泌多	・口苦口臭
・兩顴潮紅或偏紅	・上眼瞼比別人腫	・大便黏滯

G型　血瘀質	H型　氣鬱質	I型　特稟質
· 面色晦暗或有褐斑 · 口唇顏色偏暗 · 皮膚不知不覺出現 　青紫瘀斑 · 容易忘事	· 情緒低沉 · 精神緊張 · 多愁善感 · 容易受到驚嚇	· 容易過敏 · 不感冒也會打噴嚏、 　流鼻涕、鼻塞 · 皮膚容易出現抓痕 · 起蕁麻疹

顯然，這九種體質類型的人，都有自己的體質特徵，它們表現為不同的形體特徵、生理特徵、心理特徵、病理反應狀態以及發病的傾向。根據它們的主要特徵，可以被概括為：

平和質（A型）：健康派——精力充沛，健康樂觀；

氣虛質（B型）：氣短派——氣短少力，容易疲乏；

陽虛質（C型）：怕冷派——手腳冰涼，身體怕冷；

陰虛質（D型）：缺水派——手心發熱，陰虛火旺；

痰濕質（E型）：痰派——身體肥胖，大腹便便；

濕熱質（F型）：長痘派——面色油膩，長痘長瘡；

血瘀質（G型）：長斑派——面色晦暗，臉上長斑；

氣鬱質（H型）：鬱悶派——多愁善感，鬱鬱不樂；

特稟質（I型）：過敏派——容易過敏，噴嚏流淚。(7)

中醫「治未病」是二千多年前《黃帝內經》中提出的防治理念，也是醫學的最高境界。《內經》說：「聖人不治已病治未病，不治已亂治未亂，此之謂也。夫病已成而後藥之，亂已成而後治之，譬猶渴而穿井，鬥而鑄錐，不亦晚乎？」因此，要實現「治未病」，防微杜漸，必須瞭解自己的體質狀況，根據自己體質的特殊性，制定養生和保健方案，進行有針對性的調護。九種體質的分類，為中國人實現個性化的「體質養生」開闢了廣闊的天地。

那麼，如何瞭解白己的體質類型呢？

王琦團隊制定了「中醫體質分類與判定自測表」，它包括了 60 多道問答題。測試者通過回答這些問題，經過評分計量，可以判定自己所屬的體質類型。於是，人們可以通過這樣的測試達到「體質辨識」，讀懂自己的身體密碼，然後找到適合自己的養生保健方法，掌握維護自己健康的主動權。

■ 3 · 先天稟賦

　　中醫體質學不僅在體質分類方面取得了突破性的成果，而且在整個理論架構方面，也確立了「體質可分論」、「體病相關論」、「體質可調論」三個理論核心[8]，以及「生命過程論」、「形神構成論」、「環境制約論」、「稟賦遺傳論」四個基本原理。[9]

　　然而，誠如《中醫解讀人的體質》所指出的：「這些方法由於其時代的局限性而存在著固有方法的某些缺陷，其雖然在保持人體整體性、運動性的前提下，總體上準確把握了體質的規律性變化，但對許多細節的瞭解甚少，因而在很大程度上限制了其認識的深入。」[10]

　　比如，中醫體質學認為：體質秉承於先天，得養於後天。因此，作為四個基本原理之一的「稟賦遺傳論」，專門討論體質形成的先天因素，確認稟賦遺傳是決定體質形成和發展的主要內在因素：

　　　　先天稟賦包含遺傳的概念，但是又與遺傳的含義有所不同。稟，即接受，是後人承受先人；賦，即給予，是先人賦予後人。遺傳主要強調先天之精的傳承，所謂遺傳，就是家族世代間的連續，是通過先天之精所涵的遺傳物質——基因攜帶的遺傳信息從上代傳遞給下代，生生不息。但稟賦強調的是秉承先天之精的多少。所以遺傳性疾病屬遺傳範疇，而先天性疾病、胎兒發育期的問題，如「天宦」等屬「稟賦不足」。決定體質形成的先天因素主要有：種族與家族的遺傳，婚育及種子，養胎、護胎和胎教等。[11]

　　由此可見，在王琦團隊看來，「體質形成的先天因素，包括先天之精（含有遺傳基因）的遺傳性和胎兒在母體內孕育情況等兩個方面，它們對不同群體及群體中個體體質的形成具有決定性的作用。」[12]

顯然，王琦教授及其團隊對於先天稟賦的討論，主要在於現代醫學的基因學說以及胎兒在母體內孕育期的情況。

這裡，它完全沒有涉及個體出生時宇宙生物場（或時空生命場）對先天稟賦形成的影響。

然而，中醫典籍——《黃帝內經》中有這麼一段名言：

天覆地載，萬物悉備，莫貴於人；人以天地之氣生，四時之法成……夫人生於地，懸命於天；天地合氣，命之曰人。人能應四時者，天地為之父母……(13)

正是根據這段名言，田合祿先生指出：

人是由兩個生命體組成的，一個是父母給的遺傳生命體——胎兒生命體，是有形的生命體，在出生之前只是母體的一部分，即母體的一塊肉。另一個生命體是自然遺傳生命體，當你從母親肚裡生出來剪斷臍帶後，脫離母體成為一個個體自然人的時候，哇的一聲打開口門和肺門之時，就開始接受天地自然之氣，在一個人身上就打上了自然時空規律的烙印，形成了一個人的自然遺傳生命體，即所謂「天地合氣，命之曰人」的自然人，稱作嬰兒。(14)

從發生學方法看人體生命的起源有兩套體系，一是父母給的有形生命體系，一是宇宙自然給的無形生命體系。這是中醫學的核心內容，我們概稱之為以五臟為核心的天人合一理論體系，其他的內容都是根據這個核心展開論述的。(15)

這裡，田先生明確地道明了「人是父母遺傳和自然遺傳結合成的生命體，養生必須從這裡抓起，最重要的是抓自然遺傳生命體」，而且「父母遺傳、自然遺傳和社會影響三者，自然遺傳比重最大」。(16)——「這是中醫學的核心內容。」

正是這個自然遺傳，我稱之為「又一種『基因』」。在拙作《又一種「基因」的探索》（2012 年）中，我曾寫道：個人出生時的「這個特定的時空結構，可以稱作是他與生俱來的『基因』圖譜。」[17] 我正是從這個時空「基因」圖譜出發，解讀自然時空結構的密碼，探索和描寫個人出生時由宇宙生物場所賦予的「先天體質」。本書是這個研究的繼續和深入。我深信，這種探索不僅能進一步豐富現有的中醫體質學的理論和實踐，並且可望發揚《黃帝內經》所蘊含的中華先哲的智慧，開拓生命科學的新的疆域。

注釋：

1　王琦、盛增秀：《中醫體質學説》，1982 年；匡調元：《人體體質學》，1991 年；王琦：《中醫體質學》，1995 年。

2　王琦：《人分九種》，第 3 頁。

3　王琦：《中醫體質學研究與應用》，第 14-15 頁。

4　見世界衛生組織（WHO）1996 年公布的《迎接 21 世紀的挑戰》的報告。

5　這是相對於近代西方醫學發展以「病」為中心而言的。隨著現代醫學模式從生物醫學模式向社會 - 心理 - 生物醫學模式的轉變，醫學發展由以「病」為中心向以「人」為中心轉變，診療方式也從群體醫學向個體醫學轉變，由重視「人之所病」向重視「患病之人」轉變，由「治病」向「防病」轉變。

6　見王琦《九種體質使用手冊》，第 2 頁。

7　見王琦、田原：《解密中國人的九種體質》，4-7 頁；王琦：《九種體質使用手冊》，第 1 頁。

8　見王琦主編：《中國人九種體質的發現》：「緒論」。

9　見《中醫體質學研究與應用》，第 16 頁。

10　孫理軍：《中醫解讀人的體質》，29 頁。

11　王琦：《中醫體質學研究與應用》，83 頁。

12　同上，83 頁。

13　《素問 · 寶命全形論》。

14　田合祿、毛小妹、秦毅：《中醫自然體質論治》，第 1-9 頁。

15　田合祿、周晉香、田蔚等：《醫易生命科學》，第 2-3 頁。

16　田合祿、毛小妹、秦毅：《中醫自然體質論治》，第 1-9 頁。

17　《又一種「基因」的探索》，第 47 頁。

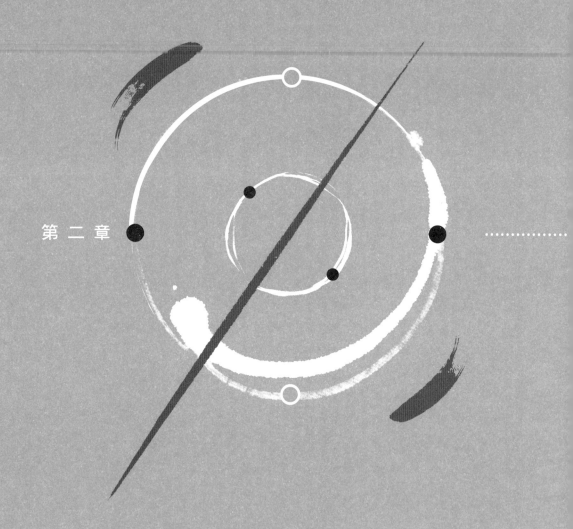

第 二 章

五　運　六　氣（

事實上，還在王琦以及其他學者（如匡調元等）開始從事中醫體質學說的研究初期，就有學者從「五運六氣」方面下手來探討個體的先天稟賦了。在評論這些學者所做出的貢獻之前，我們先簡要地介紹一下作為「中醫的最高核心理論」[1]、佔現今《黃帝 · 內經素問》約三分之一篇幅的運氣學說[2]。

□ 1 · 運氣學說

前文談到「人以天地之氣牛，四時之法成……天地合氣，命之曰人」，那麼，問題出來了：這天地之「氣」究竟是如何運行的呢？《內經》正是在探討自然界「氣」的運行規律時，肇始了「五運六氣」學說。

運氣學說認為，每一年都有自己獨特的氣象和物候特點。這種年度之間的氣候差異，以 60 年為一個周期。根據運氣學說，天地之間存在著兩大氣象要素系統：一個是「五運」系統，由木、火、土、金、水五氣構成，按五行結構法則組織起來，稱為「五運」；另一個是「三陰三陽」系統，由風、熱、暑、濕、燥、寒等六氣構成，按三陰三陽（即少陰、太陰、厥陰、少陽、太陽、陽明）的組織法則組織起來，稱為「六氣」。

在五運內部，又分大運、主運和客運。大運主管每年全歲的五運之氣。五行之氣處於天地升降之中，故又稱「中運」；以其一運統治一歲，因此也稱為「歲運」（年運）。大運一個周期為 5 年。主運則主宰一年之中五個時令季節的一般常規氣候變化。也就是自大寒日起，每運各主 73 日零 5 刻。客運指每年五個時令季節中的特殊變化。

在六氣內部，也分主氣和客氣。主氣和主運的基本意義相同，但它將一年分為 6 步或 6 個節段（時間段）。主氣反映每年各個節段氣候的一般常規變化；客氣是它

們的異常變化。於是，根據五運和六氣這兩大系統之間、以及它們內部發生的相生相勝、相吸相斥的交互作用，在許多因素的自然綜合過程中，形成了 60 種年氣象類型，正好是一個甲子的 60 年循環周期。而這不同的 60 年氣象類型，按照《內經》提供的方法，可以根據天干地支符號所標記的陰陽五行內容一一演算出來。

運氣學說的基本內容可以歸納如下：[3]

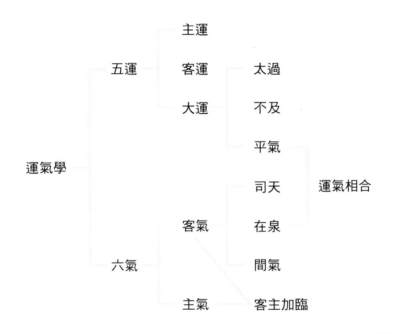

圖 2.1 氣運學說

天干地支是運氣學說的推演符號，十個天干、十二個地支以及「十干化運」的情況分別如下：

十天干：甲、乙、丙、丁、戊、己、庚、辛、壬、癸

十二地支：子、丑、寅、卯、辰、巳、午、未、申、酉、戌、亥

十干化運： 甲己——土運

乙庚——金運

丙辛——水運

丁壬——木運

戊癸——火運

「十干化運」是根源於日月星球運動對地球的影響，具體說，是由二十八宿位於天體上的方位來決定的。[4]

根據中華傳統的「天人一體」的自然觀——「人與天地相應」，這自然氣候的變化，自然要影響到人體的健康和疾病。在正常情況下，人體能按照運氣規律加以調節，跟年度氣象類型同步、並與之適應。但是，如果不適應年度氣候出現的異常變化，人體就會出現跟氣候變化特點相關的外感病、流行病。

五運六氣學說，是古人長期認真觀察自然界氣候變化現象，以及氣候對人體生理、病理方面所產生的影響，逐漸總結出來的一套醫學氣象理論。自然界存在著的氣候變化，以及生物（包括人體在內）對這些變化所產生的相應反應，是運氣學說得以形成的物質基礎。[5]

現代已故中醫大家任應秋指出：「運氣學說固然古老，但它卻具有系統論的思想，而且具有大系統理論的思想，是很值得研究的一門科學。」[6]

■ 2 · 汪德雲：「人體胚胎發育期學說」

從五運六氣下手，研究人的先天稟賦，首先有汪德雲在上世紀 80 年代發表的不少論文，收錄在他的《運氣與臨床》（1990 年）一書中。

汪德雲通過數年的臨床觀察，認為兒童後天所患的疾病跟其胎兒期所感受的自然界五運六氣的影響存在著因果關係，由此提出了人體「胚胎病理內臟定位律」。他寫道：

> 這個病理定位律，對照當年生存的人驗準律僅有 20% 左右，而對胎經各年胚胎發育的人，其驗準率可達 80% 以上。這就提示出這個規律的運用規範，應立足於人體胚胎發育期，而不是人體後天。「所謂治化（物生謂之化）而人亦應之也」，人體先天同樣是與大自然相效應的，同樣直接受到大自然定向性的控制影響。在不改變這個病理定位規律的原理的前提下，我們稱之為人體胚胎發育期病理定位律，現制表如下：

甲子年天干序	甲	乙	丙	丁	戊	己	庚	辛	壬	癸
公曆年尾數序	4	5	6	7	8	9	10	1	2	3
五運治化類序	土+	金-	水+	木-	火+	土-	金+	水-	木+	火-
胚胎病理定位	腎肝	肺心	心脾	肝肺	肺腎	脾肝	肝心	腎脾	脾肺	心腎

表 2.1 人體胚胎發育期病理定位律

> 說明：「+」號表示當年自然運氣太過。「-」表示當年自然運氣不及。胚胎發育期指各人出生前的十個月，跨年度者需查二年。公曆尾數序如「1」是指 1981 年，1971 年，1961 年等等，前後各年可參照「日曆」類推。病理定位的內臟是指實質臟器。

從人體胚胎發育期角度探討人體疾病規律，能夠比較客觀和相對穩定地提示出人體疾病的內在定位。因為人體後天由於各種因素的影響，使得一些疾病以各種不同的症象表現出來，容易隱藏其真正本質。但是人們所患的各種自然性質的疾病，都不同程度的與先天素質有著千絲萬縷的聯繫。人們也完全可以想像到，任何人都不可能在娘胎裡造就自己的素質，以抗拒大自然的定向性的控制影響。從人體胚胎發育期角度探討人體疾病的自然規律，是認識和戰勝疾病的一個重要途徑。[7]

汪德雲通過分析胎兒期所處的「五運六氣」的自然環境，尋找與該年運氣特徵（太過或不及）相對應的臟腑功能狀態，做出可能發生的疾病定位。換言之，汪先生認為，自然界五運六氣的規律性的運行，對正處於生命形成過程中的胎兒會發生影響，因此，通過分析胎兒時期的運氣環境，可以為中醫辨證施治提供依據。[8]

3 · 李陽波的中醫運氣學探索

　　就在同一時期，出現了一位當代中醫運氣學說的傑出繼承者和開拓者——李陽波先生（1947-1991）。感謝他的學生，把他當年的講稿先後編輯出版了——《開啟中醫之門：運氣學導論》（2005 年）、《李陽波五運六氣講記》（2012 年）等，使這位上世紀後半葉中醫運氣學者的風貌留給了今天的讀者。

　　李陽波創造性地運用五運六氣學說，比《內經》更前進了一步。因為《內經》中只用五運六氣來治療疾病（即只用發病時的五運六氣的狀態來治病），而李陽波則進一步把人出生時的五運六氣狀態作為了這個人的先天稟賦，然後把後天的五運六氣的流變作為這個人發病時的外部環境，通過揭示先天稟賦與後天環境之間的相互關係，來治療疾病。「因為人一生下來就受到外界氣立（司天、在泉、主氣、客氣、主運）的主宰，那他一生所患的病總離不開這五條氣立的範圍。這五條氣立猶如五條弦牽引著人的生長，若某一條弦有故障，則人會生病，在治療上也就應該把弦調準。」[9]

　　這裡的「氣立」，以及與之聯繫的「神機」，是古人提出來的兩個概念。《內經》說：「根於外者，命曰氣立；根於中者，命曰神機。氣止則化絕，神去則機息。」對此，李陽波解釋道：「人體有兩套密碼，任何一個生命體都有兩套密碼，一套密碼是氣立，一套密碼是神機。氣立負責與外界的氣候，與外界的『神』發生聯繫。那麼『神機』呢，是借助於後天的營養，在『氣立』的作用下，完成生長壯老已。」[10]「氣立又跟神機發生關係，神機就是經絡，就是臟腑，就是使人產生生長壯老已這個過程的東西。」[11]

　　李陽波在《講記》中描述了丙寅年「五之氣」出生的人的先天稟賦：

　　　　主運是太陽寒水，司天是少陽相火，在泉是厥陰風木，主氣是陽明燥

金，客氣是太陰濕土⁽¹²⁾。這五之氣生下來的孩子，呱的一聲下地，他身體的氣立馬上開動，你不開動，你就完蛋！你不跟「神」取得聯繫是不行的，就是說不跟宇宙的共振規律協調是不行的。那麼，你那麼多的氣立哪一個先啟動呢？現在我就把它畫出來：主運太陽，這個肯定要馬上打開，馬上要跟這個發生聯繫，那麼，少陽相火的氣也要把它跟這個司天發生聯繫，厥陰風木的氣也要打開馬上跟它發生聯繫，陽明燥金的氣也要打開跟陽明發生聯繫，下面就是太陰濕土。這孩子的初始狀態嚴格地說，他作為宇宙的運動的氣的宇宙的一部分，他首先使用了這種運動方式。⁽¹³⁾

司天：少陽相火	17	
客氣：太陽寒水	39	
主運：水之太過	39	∧
主氣：陽明燥金	28	
在泉：厥陰風木	410	

圖 2.2 丙寅年「五之氣」出生的人的先天稟賦

那麼，這種初始的運動方式就影響了他的命運，這個命運指的是生長壯老已以及疾病這個東西。那麼這樣子，我們看這個人有些什麼脾氣，就說剛才我們恢復到的出生年月日跟個性有關係沒有？因為這是當今的科

學前沿，我們也要探討。還有這個孩子的壽夭跟這個出生年月日有沒有關係，因為這也是科學的前沿。出生年月日跟生命是有聯繫的，那麼，我們再考慮這個時候出生的孩子，他的疾病會怎麼演化，這輩子會有什麼主要的疾病，這也是可以探討的。(14)

為什麼要把出生時間的五運六氣狀態作為一種先天稟賦呢？李陽波提出了「時相醫學」的概念：

《內經》定出了五運六氣的宇宙運動的坐標系統。在這個體系中，存在一個生物圈，每一個時間點對應於一定的氣候、物候的形象、特徵，這個點就叫時相點。與一定的時相點相關（此時出生的人）他的病就具有這個時相點的五運六氣的特徵，故可將人類生命和疾病過程放在坐標中求解，即一定的人的生命和疾病過程，對應於五運六氣坐標中的一定的方程，這就是時相醫學的原理基礎。……這種醫學與傳統醫學並不矛盾，它不僅能解決目前的問題，而且還可以解決古典理論不能解決的問題，更甚者能解決以後科學出現的新問題。(15)

正是運用這樣的「時相醫學」的方法，李陽波在 1984 年元旦準確地預測了任應秋先生的「死的月份」。當時李陽波手上關於任應秋的資料只有兩條：(1) 據《名老中醫之路》一書，任應秋生於 1914 年，月份沒有記載。(2) 任先生在 1983 年 8 月做了肺癌手術，術後情況良好。就是根據這兩個情況，李陽波預言任應秋會在 1984 年「五之氣」的時間段裡去世。

李陽波的主要理由是：1914 年（甲寅）出生的任應秋，到 1984 年甲子「五之氣」，正碰到了以下的時相框架：

司天：少陰君火	115
客氣：少陽相火	17
主運：土之太過	126　∧
主氣：陽明燥金	28
在泉：陽明燥金	28

圖 2.3 1984 年甲子「五之氣」時相框架

　　這個時相框架顯示：（年運）太陰濕土太過，少陰君火司天，陽明燥金在泉，主氣是陽明燥金，客氣是少陽相火。這裡有兩個「火」（君火、相火），兩個燥金（肺）。李陽波指出：「這個時候又碰到陽明主事，而且又是肺主事，肺的負擔相應又重，又是火在施於肺，……我們講剋就是君火相火施得太多。那麼，做了肺癌手術的人，本來肺癌就很難治的，……能否過得這個關呢？……火重施於陽明，火重施於陽明是他難過的一個原因。」[16] 此外，任應秋當年正好 70 歲，這正是他在「年忌」的歲數。「兩樣都具備了，那麼，只欠西風了。」[17] 果然，到了西風起來的時候，那年的 10 月 11 日，任老病重謝世了。李陽波根據五運六氣的流變，對任應秋先生所做出的預言不幸而言中了。

　　李陽波認為，中醫是神聖的事業。因為它跟人類科學事業上的三個課題相關：第一個是宇宙的演化，第二個是物質的組成，第三個是生命的起源。能同時追蹤到這三個課題的，是中醫。中醫首先認為「氣」是構成宇宙的最基本的「元」，認定氣組成了萬物。「既然有氣，是氣組成萬物，氣有沒有區別呢？有區分，分成了陰陽。

陰與陽再生出風、寒、暑、濕、燥、火。陰與陽裡，再分出三陰三陽。三陰三陽裡，厥陰就是風，少陰就是熱，少陽就是火，太陰就是濕，陽明就是燥，太陽就是寒。那麼，風、寒、暑、濕、燥、火是由什麼東西駕馭它們的呢？」「支配它們的東西，我們確實看不到的，只知道是氣。」[18]「天由本原是氣化成了三陰三陽」[19]，三陰三陽就是氣的六種運動狀態，它們輪流支配著我們的宇宙。因此，天是「本」。

然而「天氣下降，地氣上升，人在氣交之中，氣指的是人。所以，《內經》在多處講了那麼一句話，在運氣裡也講了『夫道者上知天文，下知地理，中知人事，可以長久！』道——醫道，為什麼能長久地流傳下去呢？……人在氣交之中，中醫是把人放在本位主義的基礎上考慮的。本位主義講人、講病、講死、講聰明、講笨蛋、講七情，都跟本與位有關，因為是本位氣的升降構成了人。由於中醫是放在那麼一個廣闊天地裡面，……放在科學的三個前沿陣地上，所以，中醫這個道是可以長久的。可是隨著科學的發展，作為本位產生的人，一定要重新考慮我們中醫的思想的，而這思想最傑出的體現是五運六氣。」[20]

這裡，李陽波把祖國醫學——中醫提升到了「道」的境界，它貫穿在科學研究的三個前沿陣地上，實令人振奮和值得探究。在深刻地剖析了天地人的關係之後，李陽波對五運六氣的內容做了以下的概括：

> 我們從《內經》裡面看到的有六種狀態，這六種狀態是風寒暑濕燥火，也可以說是三陰三陽，而火有兩個，一個是少陽相火，一個是少陰君火。所以風寒暑濕燥火這六氣，主要轉換為五種運動狀態，如果把他們合起來，就是一個氣的問題。氣是構成宇宙的本源，那麼，氣之所以構成萬物，是由於陰陽之氣的交感所產生，宇宙的演變也是這種交感的延續。那麼，這個氣的運動狀態有多少種呢？有六種，就是三陰三陽。三陰三陽裡面又把火歸納起來，就是五種。五運六氣指的是考慮作為氣的六種狀態的

五種運動形式，以及它們與人的生長壯老的關係。不完全都是講疾病，當然病也是一種狀態，是一種不正常的運動狀態而已。[21]

李陽波對五運六氣的認識是極其深刻的。他英年早逝是中醫事業的巨大損失。

除了上面顯示的五運六氣時相框架的標記，李陽波還給干支編制了數字的表述。以下是李陽波給五行六氣做出的數字的標記：

地支：

子	丑	寅	卯	辰	巳	午	未	申	酉	戌	亥
11	12	1	2	3	4	5	6	7	8	9	10

表 2.2 五行六氣中地支的數字標記

六氣：[22]

子 午	丑 未	寅 申	卯 酉	辰 戌	巳 亥
少陰君火	太陰濕土	少陽相火	陽明燥金	太陽寒水	厥陰風木
115	126	17	28	39	410

表 2.3 五行六氣中六氣的數字標記

五運：

土運		金運		水運		木運		火運	
甲	己	庚	乙	丙	辛	壬	丁	戊	癸
126		28		39		410		115	
土＋	土－	金＋	金－	水＋	水－	木＋	木－	火＋	火－
126 ∧	126 ∨	28 ∧	28 ∨	39 ∧	39 ∨	410 ∧	410 ∨	115 ∧	115 ∨

表 2.4 五行六氣中五運的數字標記

上文的時相框架中的五運六氣狀態正是用這樣的數值來標記的。

■ 4‧莊一民：《中醫運氣與健康預測》

在李陽波的研究基礎上，旅美學者莊一民應用運氣學說，開展了健康預測工作。誠如莊先生在《中醫運氣與健康預測》（2009 年）一書中所說：「筆者將遵循李陽波的思路，用現代人的語言，將運氣學『翻譯』過來，構造一個人體健康預測學的框架。從這個意義上講，筆者認為自己不僅是黃帝的學生，而且是李陽波的一個『不記名的弟子』」。

莊一民認為，健康要抓主要方面，人體的主要方面就在於五臟：

> 五臟包括了六腑，包括了十二經絡，包括了各臟腑主管的人體各部分。從這個意義上來講，對人體預測方法的鑒別，首先應當看是否能準確地預測五臟的情況。
>
> 疾病總是從最薄弱的環節發生，任何一種疾病都會累及全身。因此，加強了薄弱環節，就是加強了其他所有的環節。就像一個木桶，其盛水的能力取決於最低的一塊桶板一樣。[23]

於是，莊先生提出了「五臟風險程度理論」，簡稱「弱臟理論」。

莊一民認為，遵循李陽波的思路，除了情志因素之外，天氣是影響五臟的主要因素。在運氣學說中，天氣又被分為年運、司天、在泉、六步各自的主氣、客氣以及年內五運各自的主氣和客氣等。在這些因素中，年運的層次最高。於是，首先選取「年運」作為預測人體五臟健康強弱的出發點。也就是，「弱臟理論」首先討論人的出生之年與其五臟強弱的相關性。

根據《內經》，「年運」有「太過」和「不及」的區分：

年尾數	4	5	6	7	8	9	0	1	2	3
年干	甲	乙	丙	丁	戊	己	庚	辛	壬	癸
年運	土＋	金－	水＋	木－	火＋	土－	金＋	水－	木＋	火－

表 2.5「年運」中「太過」和「不及」的區分

表中「年尾數」是指標記「年」的四個數字中的最後一位。比如，今年是 2016 年，年尾數就是「6」。它與牛柱大十是一致的。2016 年是丙申年，年干是「丙」；明年呢？2017 年，年尾數是「7」，年干是「丁」；以此類推。下面，年干是甲，年運是「土之太過」（土＋），這裡用「＋」表示「太過」；若年干是乙，年運是「金之不及」（金-），這裡用「-」表示「不及」；也以此類推。

莊先生指出：

> 每個人五臟最薄弱的環節是由出生時的「年運」決定的。「太過」之年出生人的最薄弱環節是「年運」同氣相剋的臟位；「不及」之年出生人的最薄弱環節則是與「年運」同氣相合的臟位。按風險大小排列，與出生年同氣有相生關係的五臟風險最小，而其餘兩臟居中。

比如，「木太過」之年。《內經》說：「歲木太過，風氣流行，脾土受邪……」就是說，木運太過，則風氣流行，強木剋土，脾屬土，脾自然容易遭殃（「病虛」），也就是消化系統容易生病。其次，「木太過」，肝本身也容易致病（「病實」）。再次，大自然具有「自衡機制」。當木氣太過，木剋土，土遭致衰敗，土之子的金氣就會興起，「為母來復」，金剋木，通過剋制強木來恢復平衡。當然，金氣消耗能量，這一年也容易失去平衡而患病。所以，在「太過」之年，有三臟會受到影響，或者「病實」，或者「病虛」。

那麼，「不及」之年呢？比如，「水之不及」的年份。《內經》說：「歲水不及，

濕乃大行，長氣反用，其化乃速，暑雨數至。」從「天人相應」看，「水」不及，在人體來說，就是腎水偏弱。本來脾土跟腎水是平衡的，由於腎水衰弱而顯得脾土過強，於是脾土「乘」腎水。[24] 同時，本來是水剋火，現在腎水弱，水不制火了，於是心火偏旺，心火「反侮」腎水。[25] 這樣，在「水不及」之年，腎水「病虛」，脾土和心火都可能「病實」了。於是，「不及」之年，也總有三臟「受累」。

由此可見，無論是「太過」之年或「不及」之年，自然界總會有三股力量相互撞擊，最後歸於平衡。在這個過程中，與之對應之人的三個臟腑則可能「病虛」或者「病實」了。下面是「年份與病位」的對應表：[26]

年尾數	年干	年運	病位
4	甲	土＋	腎水（病虛）、脾土（病實）和肝木（病虛）
5	乙	金－	肺金（病虛）、心火（病實）和肝木（病實）
6	丙	水＋	心火（病虛）、腎水（病實）和脾土（病虛）
7	丁	木－	肝木（病虛）、肺金（病實）和脾土（病實）
8	戊	火＋	肺金（病虛）、心火（病實）和腎水（病虛）
9	己	土－	脾土（病虛）、肝木（病實）和腎水（病實）
0	庚	金＋	肝木（病虛）、肺金（病實）和心火（病虛）
1	辛	水－	腎水（病虛）、脾土（病實）和心火（病實）
2	壬	木＋	脾土（病虛）、肝木（病實）和肺金（病虛）
3	癸	火－	心火（病虛）、腎水（病實）和肺金（病實）

表 2.6「年份與病位」對應表

莊先生指出：雖然書中把 3 個受影響的臟腑平行並列了，但「其中總是有一個臟腑是主要的，這一主要的臟腑往往是五臟中的主要矛盾所在，對整個人體健康起著舉足輕重的作用。」因為《內經》認為，凡是「太過」之年，被剋之氣是最弱的；而「不及」之年，正好相反，是年運本氣最弱。「因此，這一臟腑就成了五臟中最弱

的一環，也就成了健康中最關鍵的一環。」[27]

以上是《中醫運氣與健康預測》提出的以出生年「年運」出發預測人體健康的一種方法。接著，作者又提出以出生日期出發預測人的體質狀況，也就是進一步深入到年內的「六氣」時間段了。

莊先生說：

> 李陽波認為出生時運氣的 5 個因素，即年運、司天、在泉、主氣、客氣共同的作用，在一定程度上決定了一個人一生的陰陽狀態。李陽波稱之為「稟賦」，本書中用「體質」一詞替代。
>
> 關於「稟賦」，李陽波又指出「『稟賦』就是寒、熱、虛、實等等，『稟賦』就是風、寒、暑、濕、燥、火」，並認為：運氣學五因素或五層次「這 5 個層次的力量對比，哪一個力量大，哪一個就對『稟賦』起決定的作用……」「看哪一個力量的重複因素多。」[28]

具體來說，就是察看人出生時的「六氣」時相框架中的 5 個因素：年運（主運）、司天、在泉、主氣、客氣，哪一個因素重複的次數多。比如，就用前述李陽波的案例：

司天：少陽相火   17

客氣：太陽寒水   39

主運：水之太過   39   ∧

主氣：陽明燥金   28

在泉：厥陰風木   410

圖 2.4 丙寅年「五之氣」出生的人的先天稟賦

丙寅年五之氣出生的孩子：年運是水之太過，司天是少陽相火，在泉是厥陰風木，主氣是陽明燥金，客氣是太陽寒水。5個因素即是寒水、相火、風木、燥金、寒水。「這裡有兩個寒水（而且是『水太過』之年），一個相火。兩『水』一『火』，顯然是『寒』的因素佔上風。因此，這孩子體質為偏寒性。寒是陰的屬性，寒盛即陰多陽少，因此，孩子的體質偏陽虛。」

於是，作者把這種方法歸納為：

(1) 如果寒水的重複次數多於相火與君火之和，則此人的體質偏寒，偏陽虛。

(2) 如果寒水的重複次數小於相火與君火之和，則此人的體質偏熱，偏陰虛。

其餘的人可以歸納為中性體質。因為年運的作用力大於其他因素。因此，在中性體質中，又可以分為：

(1) 如果在水太過之年出生之人，可以歸納為中性偏陽虛。

(2) 如果在火太過之年出生之人，可以歸納為中性偏陰虛。

(3) 其餘之人中，如果在夏天出生的，可以歸納為中性偏陰虛，而冬天出生之人，可以歸納為中性偏陽虛。[29]

這就是莊先生運用的「第二種方法」，即從人的出生日期出發，比較「六氣」時段內5個因素中哪一個因素重複次數多來決定此人的體質。於是，他進一步做了「年內健康預測」，討論「六氣與病位」的關係，得到以下「六氣與人體健康的規律」：

主氣	病位
厥陰風木	肝、脾
少陰君火	心、肺
少陽相火	心、肺
太陰濕土	脾、腎
陽明燥金	肺、肝
太陽寒水	腎、心

表 2.7 六氣與人體健康的規律

由此尋找「六氣」中「五臟受邪負擔的大小」。[30]

莊先生在書中具體討論了應用的方法。根據運氣學的 5 因素，60 年一個甲子，每年六步，共有 360 個時相框架。由於 12 個地支，每兩個一對，決定司天和在泉，所以，實際上只有 180 個時相框架。每 30 年一個循環。作者在書中列出了 1945 年至 1974 年（30 年 X 六氣）的 180 個運氣 5 因素狀態以及個人體質預測表。其他的年份出生的人自然也能推算出來。

作者最後討論了《黃帝內經》「借天之助」的養生思想及方法，所謂「人類健康的秘訣在於與自然界的運動規律和諧一致。」[31]

◻ 5 · 樓中亮：《算病》

2010 年臺灣出版了樓中亮著《算病：算出體質，量身訂做養生方案》。這也是一本運用五運六氣來探討人的體質以及疾病的書。作者寫道：

> 「體質是命中注定的」這句話令人聯想到西方醫學中的基因遺傳，以中醫的角度而言，體質不只是父母遺傳而已。兩千多年前老祖宗就發現，人的體質乃是兩大因素之綜合，一是「先天體質」，含先天弱臟（心、肝、脾、肺、腎五臟中，功能較弱的部分）及先天體質偏性，對身體健康影響程度大約是六成；二是「後天體質」，對身體健康影響程度約佔四成。

樓醫師接著談到了先天「弱臟」：

> 根據中國人四千多年的統計及經驗法則，每一個人在出生的那一刻，就因氣候的因素而決定了先天較弱的部分是五臟（心、肝、脾、肺、腎）中哪幾個（即弱臟）。而這些弱臟若沒有經過後天的補養和調理，很容易就罹患某些特定疾病。所以，想知道自己可能會生什麼病，只要知道自己的弱臟是哪些部位，就能預測出五、六成。
>
> 古人發現同一年出生的人，其先天弱臟都一樣，且大約是以十年為一周期循環，例如 1991 年到 2000 年為一輪，2001 年到 2010 年為一輪；而 1991 年跟 2001 年出生的人就有相同的弱臟。[32]

下面是書中給出的「天生弱臟表」：[33]

西元年	弱臟 1（主要）	弱臟 2（次要）	弱臟 3（次要）
逢 0 年出生	肝（木）	肺（金）	
逢 1 年出生	腎（水）	脾（土）	心（火）
逢 2 年出生	脾（土）	肝（木）	
逢 3 年出生	心（火）	腎（水）	肺（金）
逢 4 年出生	腎（水）	脾（土）	
逢 5 年出生	肺（金）	心（火）	肝（木）
逢 6 年出生	心（火）	腎（水）	
逢 7 年出生	肝（木）	肺（金）	脾（土）
逢 8 年出生	肺（金）	心（火）	
逢 9 年出生	脾（土）	肝（木）	腎（水）

表 2.8 天生弱臟表

　　顯然，這些「天生弱臟」正是來自五運六氣學說，是從年運推斷出來的。比如，「逢 0 年出生」，即是年干為「庚」——「金之太過」的年份，強金剋木，肝木首當其衝，故「肝（木）」為「弱臟 1（主要）」。自然，金太過，肺金也成了問題，為「弱臟 2（次要）」。再如，「逢 1 年出生」，即是年干為「辛」——「水之不及」的年份，水弱，故「腎（水）」為「弱臟 1（主要）」。水弱，剋水的脾土來「乘」，本為水剋的心火來「反侮」，於是脾土成了「弱臟 2（次要）」；心火成了「弱臟 3（次要）」。其餘的都可以類推。在這裡，作者把受到影響的臟腑統稱為「弱臟」。

　　《算病》接著「以天氣影響人體——運氣學的五因素」，討論了五運六氣的周期規律（並以 2011 年至 2015 年的 5 因素為例），並深入到年內的「六氣」時段，判斷體質偏性以及易患疾病。事實上，前面所談的莊一民《中醫運氣與健康預測》對此已經做過闡述，不過樓醫師書中對體質症狀及易患疾病討論得更詳盡些。

　　《算病》還討論了「後天體質」檢測，它把後天體質分為：（1）陽虛體質（早衰

體質）；（2）陽盛體質（過動體質）；（3）陰虛體質（乾燥體質）；（4）氣虛體質（虛累累體質）；（5）濕熱體質（黏膩體質）；（6）痰濕體質（肥胖體質）；（7）氣鬱體質（鬱卒體質）；（8）血虛體質（貧血體質）；（9）血瘀體質（氣血不通體質）等。這些體質類型的分類，基本上不離第一章所述的王琦團隊「中國人的九種體質」的窠臼。

■ 6 · 田合祿等：《中醫自然體質論治》

2012 年出版了田合祿、毛小妹、秦毅合著的《中醫自然體質論治》。田合祿、毛小妹諸先生對五運六氣的研究都已有很長的時間，且多有著述。

在書的開頭，作者就說：「中醫的最高核心理論是五運六氣，五運六氣研究的是『天人合一』的整體觀醫學。五運六氣理論認為，人是大自然的一個組成部分，人的生命與大自然存在著密切關係。」

接著，作者指出：

> 這裡必須明確一個問題，即一個人的「生辰八字」是從懷胎算起，還是從出生算起。這就必須建立起「個體人」的標準。獨立完整的「個體人」生命體，必須是「天人合一」的，這個時刻就是出生時隨著「哇」的一聲響，肺呼吸系統打開的那一刻。從此刻起，「鼻口」啟用，可以享用「天食人以五氣，地食人以五味」了。在出生之前，胎兒屬母體的一部分，「鼻口」沒有啟用，沒有肺呼吸，不能進食，與天地隔離，所以不算是一個完整的「個體人」生命體。(34)

這裡，作者強調了「在一個人出生之瞬時就決定了一個人的運氣周期節律，正因為如此，人的體質必然會受到流年氣候影響他的健康狀況，所以《素問 · 六節藏象論》說：『不知年之所加，氣之盛衰，虛實之所起，不可以為工矣。』」(35) 也就是說，不懂運氣的推算，不能成為一個稱職的醫生。

書中的推演框架是「五運定位」、「六氣定性」，然後「運氣相合」。

所謂「五運定位」，就是「建立五臟強弱健康和諧三角理論」。田合祿早在2002 年就提出了五臟系統太過、不及有個健康和諧三角形。(36) 比如，木運太過和土運不及是一個三角形：

出生年	弱臟	強臟	受侮
木運太過年出生的人：	脾土受邪	肝木太過	肺金來復
土運不及年出生的人：	脾土受邪	肝木太過	肺金來復

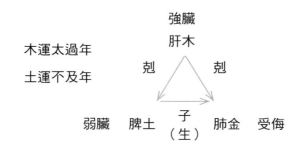

圖 2.5 臟強弱健康和諧三角理論圖

同樣，火運太過和金運不及，土運太過和水運不及，金運太過和木運不及，水運太過和火運不及，都是一個三角形。[37]《內經》用五行概括之：

木行年出生人：病肝、脾、肺

火行年出生人：病心、肺、腎

土行年出生人：病脾、腎、肝

金行年出生人：病肺、肝、心

水行年出生人：病腎、心、脾

由此可見，每年出生的人都會有三個臟系受到疾病影響，「太過年的弱臟，就是不及年的強臟」[38]，然而，「弱臟和強臟都容易發病，特別是弱臟必病⋯⋯其中弱臟和強臟之間是一個人體和諧三角關係，也是這個人的病位，這就是我們講的『五臟定位』。」[39]

「六氣定性」在於建立五臟法時寒熱虛實體質性質。《中醫自然體質論治》指出：

在同一年中出生的人，由於不同月份出生，及不同地區的影響，再加上父母遺傳因素，其體質稟性也不同。因此，每個人的體質都會受到九種因素的影響：

第一，父母遺傳因素。

第二，地理因素。

第三，主一年的大運因素。

第四，一年中的五主運因素。

第五，一年中的五客運因素。

第六，司天之氣因素。

第七，在泉之氣因素。

第八，六步主氣因素。

第九，六步客氣因素。

其中最主要的是第三、第六、第七、第八、第九這五個因素。並以期間的生剋乘侮關係來決定其屬性。[40]

顯然，這5個因素就是：年運、司天、在泉、主氣、客氣，即「六氣」時相框架中的5因素。由於主氣年年不變，而客氣在變換，客氣六氣偏盛則有剋制作用。因此，六氣勝氣偏盛，一是勝氣本臟腑之氣發病，類似五運中的「太過」為病；二是勝氣相剋之氣發病，類似於五運中的「不及」為病。以下是「六經司天病性表」[41]：

勝氣	剋	病性
厥陰風木	木剋土	病肝、脾，風濕
少陰君火	火剋金	病心、肺，燥熱
太陰濕土	土剋水	病脾、腎，寒濕
少陽相火	火剋金	病心、肺，燥熱
陽明燥金	金剋木	病肺、肝，風燥
太陽寒水	水剋火	病腎、心，寒熱

表 2.9 六經司天病性表

這樣，五運和六氣的加臨綜合，就決定了某年某月出生人的本命體質。

書中反復出現了在五臟太過、不及「和諧三角」之下劃分強、弱、平臟系關係圖表，這樣就把五臟都概括進去了。其表如下：

五運太過人 年尾數	病其太過 強臟	病其不及 弱臟	相對少病 平氣
	本臟	剋、侮	子、母
2= 風木太過	肝	脾、肺	心、腎
8= 火熱太過	心	肺、腎	脾、肝
4= 濕土太過	脾	腎、肝	肺、心
0= 燥金太過	肺	肝、心	腎、脾
6= 寒水太過	腎	心、脾	肝、肺

五運不及人 年尾數	病其不及 弱臟 本臟	病其太過 強臟 侮、剋	相對小病 平氣 母、子
7=風木不及	肝	脾、肺	腎、心
3=火熱不及	心	肺、腎	肝、脾
9=濕土不及	脾	腎、肝	心、肺
5=燥金不及	肺	肝、心	脾、腎
1=寒水不及	腎	心、脾	肺、肝

表 2.10 強、弱、平臟系關係表

從表中看，五運有太過、不及，導致本臟之氣盛衰有別。它與其他「我剋」、「剋我」、「我生」（子）、「生我」（母）的四臟的平衡關係都發生了變化。比如尾數為「0」的金運太過之年，肺為強臟「我」，肝木為「我剋」為最弱臟，心火臟為「剋我」被反侮，為次弱臟，易患肝、肺、心系病症。母子雖屬平氣臟，但兩者比較仍有旺衰之別：金為強臟，母盛令子實，腎處於「順境」則實；脾土為「生我」之母，子盜母氣令母虛，脾處於「逆境」則虛。若是生在年尾數為「5」的人，金運不及之年，於是倒過來，「我」為肺金，為弱臟，易患肺、心、肝病。「剋我」者火，強火生旺土，故「生我」（母）者土處於「順境」，而「我生」者水，弱金難生水，子氣顯然不足了，故腎為「逆境」。

《中醫自然體質論治》一書認為，劃分強、弱、平臟系，在五臟之間建立人體「和諧三角」，有利於進一步推知天人感應中的勝負鬱發，辨析五臟當下的寒熱虛實，分辨病臟的輕重緩急，以把握從哪裡入手去治療及保健的策略。

注釋：

1　見田合祿、毛小妹、秦毅：《中醫自然體質論治》，前言。

2　運氣學說導源於《素問》運氣七篇大論：《天元紀大論》、《五行運行大論》、《六微旨大論》、《氣交變大論》、《五常政大論》、《六元正紀大論》、《至真要大論》，後世稱為「運氣七篇」。

3　參見《中醫運氣學簡明解讀》，108 頁。

4　見《任應秋運氣學說六講》，39-44 頁。

5　關於運氣學說的詳盡內容，可參閱任應秋《任應秋運氣學說六講》、方藥中、許家松《黃帝內經素問運氣七篇講解》、楊威、白衛國主編《五運六氣研究》、黃天錫、劉含堂主編《實用運氣學說》等。

6　《任應秋運氣學說六講》增訂序言。

7　「人體胎兒期病理定位律及其學術思想」，《運氣與臨床》，第 18-23 頁。

8　比如一個患者，生於 1964 年 9 月，下肢髖膝關節疼痛，屈伸不便。有時夜間發熱，脈濡滑，舌苔黃膩。由於生年為甲辰（1964 年），運氣環境是「歲土太過，雨濕流行，腎水受邪」，土剋水，土盛侮木，病理定位在腎肝二臟，診斷為濕痺。然後針對體內濕氣太過而開藥治療。

9　《李陽波五運六氣講記》，第 187 頁。

10　同上，第 55 頁。

11　同上，第 110 頁。

12　客氣應為太陽寒水。以下同。──筆者注。

13　下圖中，符號「∧」表示「太過」；符號「∨」表示「不及」。

14　《李陽波五運六氣講記》，第 110-111 頁。

15　同上，第 189 頁。

16　同上，第 37-39 頁。

17　同上，第 189 頁。

18　同上，第 43 頁。

19　同上，第 106 頁。

20　同上，第 107 頁。

21　同上，第 147 頁。

22　如子 =11，午 =5，少陰君火 =115。

23　《中醫運氣與健康預測》，第 44-45 頁。

24　乘，或相乘：乘，凌也，就是欺負的意思。五行相乘，是指過度剋制。

25　侮，或反侮：侮，具有欺凌的意思。相侮，是指被剋的一方，不僅不受制約，相反，對剋制它的五行進行反向剋制。

26　根據《中醫運氣與健康預測》第 44-50 頁製作。

27　《中醫運氣與健康預測》，第 50 頁。

28　《中醫運氣與健康預測》，第 54 頁。

29　《中醫運氣與健康預測》，第 54-55 頁。

30　參見《中醫運氣與健康預測》，第 61 頁。

31　《中醫運氣與健康預測》，第 141 頁。

32　《算病》，第 51-52 頁。

33　同上，第 52-53 頁。

34　《中醫自然體質論治》，第 1 頁。

35　《中醫自然體質論治》，第 1 頁。

36　見田合祿、天蔚《中醫運氣學解秘──易醫寶典》，山西科學技術出版社，2002 年。

37　事實上，它們的關係是相剋關係，前者為「太過」，後者為「不及」，如木剋土，木太過，土不及。

38　《中醫自然體質論治》，第 1 頁。

39　同上，第 10 頁。

40　同上，第 23 頁。

41　同上，第 25 頁。

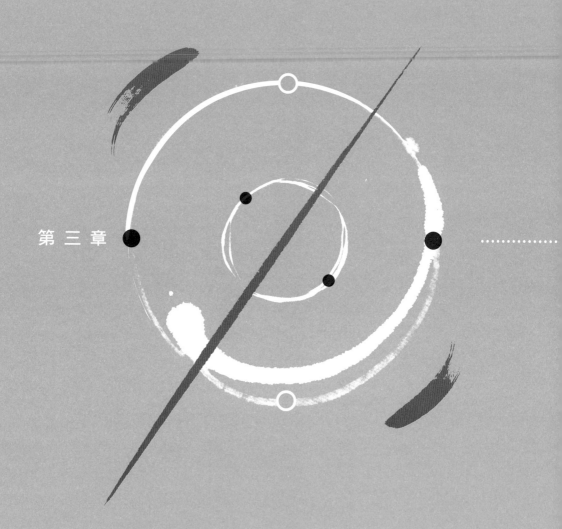

第 三 章

……先　天　體　質（

■ 1 · 跨越運氣學說

前文談到，《中醫自然體質論治》一書反復論證了以人出生時所受到天地之氣的影響為個人體質研究出發點的重要性，即《黃帝內經》所謂的「天地合氣，命之曰人」。因為作為「個體人」生命體，只有在這個時刻，「鼻口」開啟，進入與天地「合一」的狀態。然而，雖然作者們反復強調了這個「時刻」——「就是出生時隨著『哇』的一聲響，肺呼吸系統打開的那一刻」，但在進入具體分析這個生命體的「自然體質」時，卻仍然回到了五運六氣的框架。

我們知道，在這個框架裡，時間跨度上的下限是年度內的 5 個時令季節（五運）或 6 步節段（六氣）。6 步節段大約是兩個月或 60 天。因此，聯繫著「個體人」生命體初始狀態的時相框架，是一個在時間序列上歷時兩個月的片段。若按 30 年一個循環來算，共有 180 個這樣的時間片段，也就是有五運六氣的 180 個不同的時相框架。人們不禁要問：對於今天眾多的人口數字來說，每一個時相框架要涵蓋多大的人數呵，難道他們的自然體質都會是一樣的嗎？這是不是過於「粗略」了呢？

顯而易見，以上研究所關注的「個體人」並不是「個體」了，他們應是某一時域（60 天）內出生的「群體」！

那麼，我們有沒有再向前突破的可能性呢？在時間跨距上，從 60 天的年、月、日，即從五運六氣的 180 個時相框架，進一步跨入年、月、日、時的框架，進入到以每一個時辰（2 小時）作為一個時間片段來描寫個體出生時天地之氣的狀態呢？

事實上，我們的古人已經為我們創造了條件。中醫寶典《黃帝內經》成書於戰國至秦漢時期。有關「五運六氣」的七篇大論，是唐代王冰補入的。雖然在此之前的《難經》、東漢末年張仲景《傷寒雜病論》、西晉王叔和《傷寒例》、皇甫謐《針灸甲乙經》等醫學經典中，都有一些所引文字，但王冰「受得先師張公秘本」，第一次將

運氣學說完整的內容補入《素問》之內，呈奉於世人面前，功莫大焉。

在中國歷史上，完整地應用干支紀年、紀月、紀日、紀時實始於東漢章帝元和二年（公元 85 年）。就是說，自公元 85 年起，干支紀年、月、日、時正式進入了官方紀時系統。因此，運氣學說理論體系及其演繹方法的形成當在東漢後期。隨著干支紀年、紀月、紀日、紀時的廣泛應用，到了唐宋時期，出現了以「四柱」為基礎的論命系統，稱為「子平術」，開啟了傳統命理學研究的先河。「四柱」，就是年干支、月干支、日干支和時干支的組合，共八個字，俗稱「八字」。實際上，這八個字就是天地間氣運功的片段狀態的表述。這裡，我們不是用它來「算命」，而是利用它來「算」出這個時間片段出生人的先天體質狀況來。

　　時間是跟物質運動緊密相連的一種物質存在的形式。華夏的祖先十分注重時間，這自然跟中華古老的大河—農業文明有關。《內經‧六節藏象大論》說：「五日謂之候，三候謂之氣，六氣謂之時，四時謂之歲。」這裡說的氣，是指二十四節氣，可見一個節氣就是某一種氣運的到來。在我們祖先的眼裡，氣的運行與時間的流動是統一的。

　　就一般情況講，時間本身是直線流逝的（見圖 3.1 中 a）。但是，人們觀察到，一日有晝夜晨昏的周期變化；一月（指農曆月）有月亮盈虧的周期變化；一年有春夏秋冬四季、二十四節氣的周期變化。由於這種循環往復的周期性特徵，或周期性節律（圖 3.1 中的 b），原本線性的序列，便構成了周而復始的回環（圖 3.1 中的 c）。

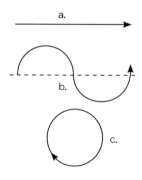

圖 3.1 時間序列的表述

同時，不同的周期節律的存在，使這圓周形的回環又表現出了某種層級性來。比如前面提到的，一日有晝夜晨昏的周期變化；一年有四季、二十四節氣的周期變化，這就構成了時間序列上環環相套的層級性結構來：

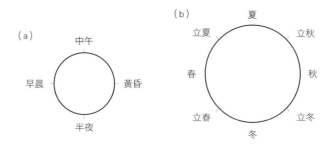

圖 3.2 時間序列的層級性：日（a）和年（b）

正是順應這樣的特徵，古人採用了 10 個天干和 12 個地支，共 22 個干支符號，來標記時間的序列。10 個天干和 12 地支順序組合，自甲子開始，至癸亥終了，天干循環 6 次，地支循環 5 次，共有 60 個干支組合，稱為「六十甲子」或「花甲子」：

甲子	乙丑	丙寅	丁卯	戊辰	己巳	庚午	辛未	壬申	癸酉
甲戌	乙亥	丙子	丁丑	戊寅	己卯	庚辰	辛巳	壬午	癸未
甲申	乙酉	丙戌	丁亥	戊子	己丑	庚寅	辛卯	壬辰	癸巳
甲午	乙未	丙申	丁酉	戊戌	己亥	庚子	辛丑	壬寅	癸卯
甲辰	乙巳	丙午	丁未	戊申	己酉	庚戌	辛亥	壬子	癸丑
甲寅	乙卯	丙辰	丁巳	戊午	己未	庚申	辛酉	壬戌	癸亥

表 3.1 六十甲子表

這 60 個干支成了標記時空的「部件」。比如，現在是 2016 年 10 月 18 日下午 4 時，這個特定的時空結構可以由四個這樣的「部件」構成：

年：丙申

月：戊戌

日：癸酉

時：庚申

這裡，干支「丙申」標記「年」（2016 年），干支「戊戌」標記「月」（太陽曆九月，寒露節至立冬節），干支「癸酉」標記「日」，干支「庚申」標記「時」，即時辰（下午 3-5 點）。就這樣，任何一個以 2 小時為單位的時空結構，都可以用一個四柱結構來標記。

那麼，作為 60 年——一個「甲子」的循環周期，共有多少個這樣不同的四柱結構呢？我們可以做以下的計算：

年　　　月　　　日　　　時
60　X　12　X　60　X　13　=　561,600

這裡，時辰段記為 13。這是因為在古代子時是自晚上 11 點開始，到第二天凌晨 1 時為止。因此，它被分割為兩個部分 [1]，即今晚的夜子時和明日凌晨的早子時。這樣，就一天（24 小時）而言，從凌晨早子時開始，到夜半夜子時結束，要經歷 13 個時段。因此，如果以 60 年作為一個循環周期，總數是 56 萬 1 千多個不同結構的時間片段。這比起「五運六氣」30 年一個循環周期共 180 個時相框架來說，其精細程度，真是不可同日而語了！

3・氣運動狀態的表述

如果天干、地支如同 1、2、3、4 那樣，僅是一個個數字的文字表述，那麼，由干支符號組成的四杜結構，也僅能表述前後相續的時間序列而已。事實並非如此。因為天干、地支還具有陰陽和五行的內涵，這就為對氣的運行狀態性質做出描寫，開啟了門戶。

早在秦漢時代，干支符號系統就完成了它跟陰陽、五行的大融匯，形成了干支符號模型。這個模型的基本內容可以表述為（以下「＋」表示陽；「－」表示陰）：

天干	甲	乙	丙	丁	戊	己	庚	辛	壬	癸
陰陽	＋	－	＋	－	＋	－	＋	－	＋	－
五行	木		火		土		金		水	
方位	東		南		中		西		北	

地支	寅	卯	辰	巳	午	未	申	酉	戌	亥	子	丑
陰陽	＋	－	＋	－	＋	－	＋	－	＋	－	＋	－
五行	木	土		火	土		金	土		水	土	
方位	東		南			西			北		
四時	春		夏			秋			冬		
月份	正	二	三	四	五	六	七	八	九	十	十一	十二

表 3.2 干支符號模型

比如，天干「甲」，陰陽屬性為「陽」，五行屬「木」，方位為東方；天干「丙」，陰陽屬性為「陽」，五行屬「火」，方位為南方。再如，地支「寅」，陰陽屬性為「陽」，五行屬「木」，方位為東方，四季屬春，為正月。餘皆以此讀取。這個模型不僅有時間的信息，同時也容納了空間（方位）的內容。[2] 它的出現，使陰陽五行理

論公式化了。

　　天干地支符號原先就有標記時間的功能，現在蘊涵了陰陽五行的信息，這樣，宇宙間在時間序列上出現的氣的運行變化狀態，就可以通過干支符號排列所具有的陰陽五行的內涵而顯露出來了。

　　於是，每一個由四柱表述的時空結構，都刻畫了一個相對獨立的氣的運動狀態的片段。比如，剛才談到的標記 2016 年 10 月 18 日下午 3-5 點這個時段的四柱結構：丙申（年）、戊戌（月）、癸酉（日）、庚申（時），根據以上干支符號模型（表 3.2），這個結構就可以轉換或「翻譯」成為一個具有「陰陽五行」內涵的結構：

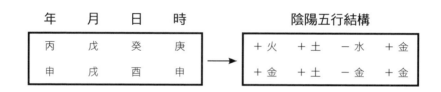

圖 3.3 時段的陰陽五行結構

　　顯然，標記這個時段的時空結構，它蘊含的陰陽五行內容，粗略地說，是由 8 個成分組成：1 個陽火、2 個陽土、3 個陽金、1 個陰金和 1 個陰水。它正是這個時間片段內宇宙間氣的運行狀態的寫照。

　　於是，宇宙間氣的消長變化，就可以用 56 萬多個不同的時空結構組成的一個具有 60 年跨度的大循環圈，把它們標記出來。我們剛才所標記的時段結構（2016 年 10 月 18 日申時：丙申、戊戌、癸酉、庚申），僅僅是這 56 萬多個時空結構中的一個。這是多麼了不起的構想啊！

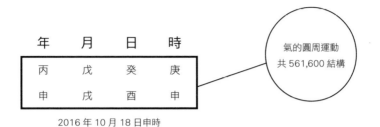

圖 3.4 氣的圓周運動

　　找到了刻畫天地之氣流行狀態的時空結構，也就找到了在此時出生的「個體人」自然所賦予的稟賦要素。這是我們古代哲人的睿智。

　　以下，我對出生時空信息與體質之間相關性特徵的發現，正是沿著先人開闢的認識道路繼續前行的結果。

■ 4 · 先天體質

　　這裡再回到中醫體質學。從發生的角度來看，先天稟賦是人體體質形成和發展的根本原因。可以說，人出生伊始就存在著不同的體質基礎，比如形體的高矮、肥瘦等，都是由先天稟賦所決定的。先天稟賦決定了個體體質的特異性以及相對的穩定性。而後天的各種因素，又使個體體質具有了動態的可變性。由此，對於一個人的具體的生命過程，其體質形成和變化的歷史過程可以圖示如下：

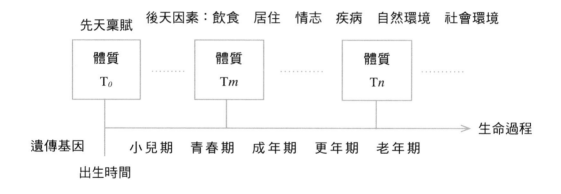

圖 3.5 體質的形成和演變

　　體質是按時相展開的生命過程。圖中表現了人在生命過程中，其個人體質的形成和轉換。當人出生的時候，由於遺傳基因、胎兒孕育期所受到的影響，以及出生時自然界氣運動狀態的「印記」，形成了這個人獨特的先天稟賦，即圖中的 To。To 表示先天體質。以後，由於後天環境的影響，在不同的生命階段，這個 To 或許會轉換為 Tm，Tm 可能再轉換為 Tn。然而，無論怎樣演變，這個先天稟賦或先天體質總是基礎。這個基礎是維持個體體質特徵的穩定性的重要條件。據我們的觀察，人到

中年以後，個體的體質狀況往往會向自己的先天體質回歸。

　　然而，這個先天體質，作為一個特定的體質狀態，在目前的體質類型研究中並沒有得到充分的展現。目前中醫體質學對體質類型的歸納和描寫，所表述的只是人的生命過程中某個階段[3]的相對穩定的固有特質（這個階段可能很長，也可能相對短一些），即圖中的 Tm 或 Tn，或它們前後的任何一個 Ti。故在樓中亮《算病》一書中乾脆把九種體質類型放在「後天檢測」中[4]。

　　在前文談到的王琦團隊的九種體質中，只有第 9 種體質類型——特稟質，表述了由於遺傳因素和先天因素所造成的特殊狀態的體質，主要包括過敏體質、遺傳病體質、胎傳體質等。[5]而其他 8 種，雖然都提到了先天稟賦，但往往是提及其特點，而缺乏較全面的深入細緻的刻畫。這是因為研究者在定義體質時，就強調了先天因素和後天因素的相互作用，並沒有把先天體質形態作為一個獨立的結構形態來予以具體充分的描寫。

　　事實上，「既往中醫教材在病因學上多強調外感病因為六淫、癘氣，內傷病因為七情、勞逸過度、飲食失宜，其他病因為外傷、蟲獸傷、寄生蟲等，對先天稟賦體質因素較少論及。」[6]自然，這也囿於其觀察和度量本身存在的困難。

　　但是，我們是否可以、或者應當把先天體質形態作為一個重要的環節獨立出來呢？從圖示看，如果有了「體質 To」這個方框，對於表述個體生命過程中體質類型的形成和動態變化，就有了比較完整的「邏輯」的發展依據。它體現出體質是一種按時相展開的，與機體發育、成長同步的生命過程。

　　既然反映人出生時的宇宙氣運動狀態的「四柱框架」可以提供個體「自然遺傳」的信息，而「自然遺傳比重最大」（田合祿語），那麼，我們為什麼不能就從這裡出發，去探討人的先天體質形態呢？

　　本書以下部分正是筆者在這方面所做出的探索。

注釋：

1　在舊有的說法中，子時分為「子初」和「子正」。子初指 23-24 時；子正指 0-1 時。而 0 時正是一日的分界線。

2　這裡表現出中國古代自然觀以時間統攝空間的特徵。

3　正如體質自測表上所注明的「請根據近一年的體驗和感覺」來回答測試問題。

4　見書中第三章「後天自找的病」。

5　研究發現，當父母是過敏體質時，其子女可以有 70% 獲得過敏體質的機會；單純母親是過敏體質，其子女有 50% 的遺傳機會；單純父親是過敏體質者，其子女有 30% 的遺傳機會；但也有過敏體質出現在兄弟、姐妹、祖父母、叔伯父母、表兄妹範圍之內的。見王琦、田原：《解密中國人的九種體質》，153 頁。

6　靳琦整理：《王琦辨體—辨病—辨證診療模式》，第 6 頁。

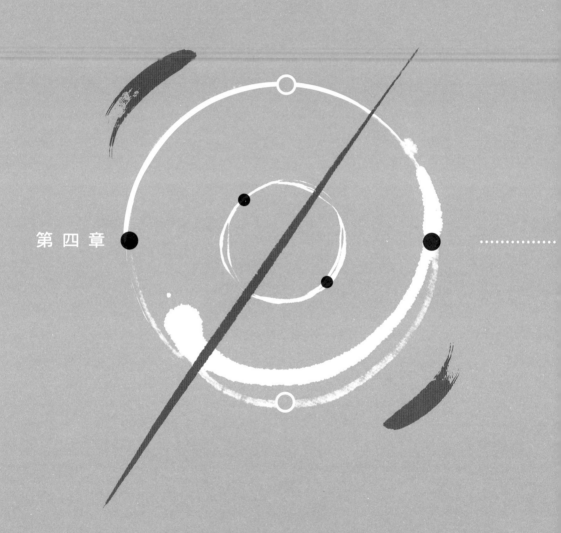

第四章

……分 析 框 架（

🔲 1·樣本

在《又一種「基因」的探索》（以下簡稱為《探索》）一書中，作為當時研究的案例，才 105 個。每一個案例包括兩個方面：（1）測試者的出生時間，包括出生年、月、日以及出生的具體時間；（2）填寫的「中醫體質分類與判定自測表」。通過對自測表的計量測算，瞭解到填寫人的體質狀況，主要是屬哪種體質類型。

感謝我的朋友和學生，在他們的幫助下，我收集到的案例已超過了 3,000 例（包括疾病）。在體質方面，剔除了一些信息缺失的、出生時間不確定的，本書將 1,085 例作為統計的樣本。這個數量已是六年前開始研究時收到的案例的十倍了。

此次樣本的每個案例也包括這兩方面的資料，比如，案例（編號 95）：（1）男性，1949 年 10 月 30 日（農曆九月初九）22 點 12 分出生，上海人。（2）他的自測結果是：

平和質	氣虛質	陽虛質	陰虛質	痰濕質	濕熱質	血瘀質	氣鬱質	特稟質
—	31.25	46.43	18.75	18.75	4.17	17.86	32.14	17.86

根據測試所得數值，測試結果被判定為：陽虛質（46.43），同時兼有氣虛質（31.25）和氣鬱質（32.14）傾向。

這次納入樣本的測試者的出生年份分布如下：

出生年	1941 年前	1942-51 年	1952-61 年	1962-71 年	1972-81 年	1982-91 年	1992-95 年
人數	11	121	132	161	266	275	119

我們對樣本先做出分類。根據測試結果，依測試計分最大值分出九類體質。

1,085 案例的分類以及各類體質所佔樣本總數的比例情況如下：

	體質類型	案例數 （總體）	佔總體 比例（%）	案例數 （男）	案例數 （女）
1	平和質	300	27.6%	119	181
2	氣虛質	98	9.0%	36	62
3	陽虛質	179	16.5%	48	131
4	陰虛質	52	4.8%	12	40
5	痰濕質	107	9.9%	59	48
6	濕熱質	74	6.8%	49	25
7	血瘀質	49	4.5%	3	46
8	氣鬱質	81	7.5%	18	63
9	特稟質	145	13.4%	41	104
	共計	1085	100.0%	385	700

表 4.1 樣本體質類型分類（總體）

此樣本，由於筆者的社會關係，測試人群基本是城市的知識人群，絕大多數是目前在上海市的居民。測試者中女性多於男性。

九種體質在總體中所佔的比例，除了平和質（27.6%）佔第一位之外，其他 8 種偏頗體質的排序（自大而小）為：陽虛質（16.5%）、特稟質（13.4%）、痰濕質（9.9%）、氣虛質（9%）、氣鬱質（7.5%）、濕熱質（6.8%）、陰虛質（4.9%）、血瘀質（4.5%）。這或許具有大城市人群的體質分布狀況的特點。它可以與王琦團隊開展的大樣本流行病學調查發現中國人群九種體質類型構成做一個比較。以下是王琦團隊在五個地域收集到的 21,948 例中體質類型分布的情況：[2]

平和質 32.75%，氣虛質 12.70%，濕熱質 9.88%，陰虛質 8.89%，

氣鬱質 8.73%，血瘀質 7.95%，陽虛質 7.90%，痰濕質 6.29%，特稟質 4.91%

我們進一步把這個樣本根據測試者的年齡分為兩個部分：（1）71 年和 71 年以前出生的（寫做「71 年前」）、目前在 45 歲以上的人群作為一個部分；（2）71 年以後出生（寫做「71 年後」）、目前是 45 歲以下的人群作為另一部分。這是因為在人的生命過程中，體質既有穩定性，也有變動性。到了中年以後，我們發現，大多數人的體質傾向會向他（或她）的先天稟賦回歸。因此，將樣本按年齡劃分為兩個部分，分別加以考察，有利於顯現其穩定性的一面，由此來尋求和擬構測試者的先天體質。這兩部分數據的情況如下：

	體質類型	1971 年前出生			1971 年後出生		
		案例數 （總體）	案例數 （男）	案例數 （女）	案例數 （總體）	案例數 （男）	案例數 （女）
1	平和質	125	55	70	175	64	111
2	氣虛質	32	12	20	66	24	42
3	陽虛質	87	26	61	92	22	70
4	陰虛質	18	5	13	34	7	27
5	痰濕質	49	30	19	58	29	29
6	濕熱質	28	22	6	46	27	19
7	血瘀質	18	1	17	31	2	29
8	氣鬱質	28	5	23	53	13	40
9	特稟質	40	17	23	105	24	81
	共計	425	173	252	660	212	448

表 4.2 樣本體質類型分布（兩組）

從這個數據分布中，我們也能看到性別（男性和女性）在不同體質類型分布中的差異。比如，就血瘀質來講，女性所佔比例遠大於男性。陰虛質、氣鬱質也是如此。痰濕質呢？男性所佔比例則遠大於女性。濕熱質也類似。

這是對體質測試結果數據的處理。

2・數據轉換

對於每一個測試者的具體出生時間，我們首先求得它的四柱結構，也就是測試者出生時的時空結構。比如，上述案例（95）——男性，1949 年 10 月 30 日（農曆九月初九）22:12 出生，其四柱結構是：

年：己丑

月：甲戌

日：癸巳

時：癸亥

誠如《探索》一書所做的那樣，我們並不簡單地把這個四柱結構展示為像前文圖 3.3 中顯示的陰陽五行結構，而是把它一步一步地轉換為由十個天干作為元素組合的數值結構。這次對案例的處理，比原來《探索》寫作時所做的更為精細。它需要經過一系列的編碼和數值運算程序，其中包括對干支符號之間的「刑沖會合」等關係所做出的數值運算、以及月令加權等多個步驟，才能輸出最後的結果。因為體質的識別的確不是一件容易的事，首先測試者對問答卷題目的回答並不是那麼精確的，有較大的主觀性；男性測試者與女性測試者對答題的態度也常有差異。測試過程中發現，男性相對比較保守，頭腦中似乎有一種懼怕自己身體「差」的潛在意識；而女性比較率直，較能反映真實狀況；而且不同的體質之間並沒有「是 A 就不能是 B」那種界限分明的邏輯排斥關係，它們常常是兼容的；一個人具有「兼類」體質是非常尋常的。因此，只有把分析工作做得深入、細膩，才有可能通過勾勒出不同時空結構影響的獨特性和差異性來，從而真正達到體質辨識的預期目標。

整個編碼的過程可以圖示如下：

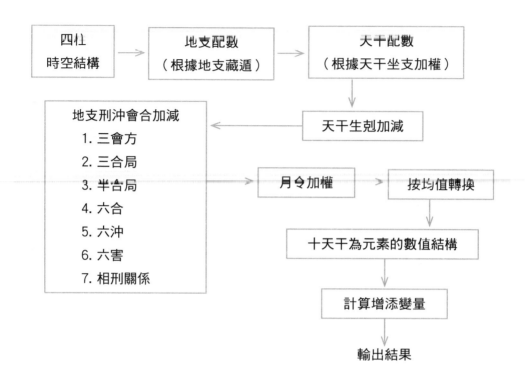

圖 4.1 編碼程序

　　整個編碼和轉換流程以及下面的先天體質類型的預測，我們都交給電腦程序來進行操作。為了方便本書的讀者，我們設立了網上公眾號平臺，讀者只要上網輸入自己的出生年月日時，電腦程序會立刻為你完成所有的計算，輸出正確的運算結果來。

　　以下是鏈接「至易健康」先天體質預測程序的微信公眾號平臺二維碼：

比如，上述案例（95）的男性測試者，輸入他的出生年月日時，程序運算第一步的結果是：

x1	x2	x3	x4	x5	x6	x7	x8	x9	x10
甲	乙	丙	丁	戊	己	庚	辛	壬	癸
＋木	－木	＋火	－火	＋土	－土	＋金	－金	＋水	－水
0.47	-9.36	-4.74	-8.30	4.11	12.57	-5.10	2.37	-0.91	13.61

這 10 個天干（變量）的數值展示了這位男性測試者出生時刻天地之氣的陰陽五行的狀態。具體講，就是這個時間片段的「氣」的陰陽、五行的「質」的分布以及它們各自「量」的大小。

為了進一步刻畫它們的特徵或差異性，在本書研究方面，我又增添了 4 個新的變量：

(1) 燥濕度

它是根據拙作《八字命理學基礎教程》（2016 年）所擬構的「寒暖燥濕」的計分方法來計算的。暖燥為正值，寒濕為負值。其計分數值分配如下：[3]

甲	乙	丙	丁	戊	己	庚	辛	壬	癸
＋3	＋1	＋6	＋4	＋5	－4	－1	－3	－5	－6

表 4.3 天干寒暖燥濕計分表

寅	卯	辰	巳	午	未	申	酉	戌	亥	子	丑
＋3	＋1	－4	＋5	＋6	＋3	－2	－3	＋4	－5	－6	－4

表 4.4 地支寒暖燥濕計分表

對於具體四柱結構，先按以上計分方法給天干地支分別配數，最後再根據月令季節五行的「旺相休囚死」加權，得到最後結果。比如上述案例（95），其四柱結構「燥濕度」（Z）計算的結果是：

Z（燥濕度）=-14.3

(2) 差異度

差異度是指四柱結構中五行每一組陰陽十支之差的絕對值之和。即：

$$C（差異度）=ABS(x1-x2)+ABS(x3-x4)+ABS(x5-x6)+ABS(x7-x8)+ABS(x9-x10)$$

算式中變量 x1、x2、……x10，就是 10 個天干按序對應的數值，ABS 指「絕對值」運算。差異度反映了各組五行內部陰、陽天干之間數值對比程度的總和。

比如，對以上案例（95）輸出的十天干數值進行這樣的運算，其結果是：

C（差異度）=39.10

它反映了這個四柱結構內部五行各自陰陽天干之間的反差較大。

(3) 干值

「干值」（G）是 5 個陽干（甲、丙、戊、庚、壬）數值之和減去 5 個陰干（乙、丁、己、辛、癸）數值之和而得到的數值，即：

$$G（干值）=（x1+x3+x5+x7+x9）-(x2+x4+x6+x8+x10)$$

它反映了結構中陰陽元素的平衡問題。比如，以上案例（95），它的干值（陽干-陰干）是：

G（干值）=-12.31

正值是陽性，負值是陰性。數值大小反映陰陽的偏離程度。這個時空結構顯然是比較偏陰的。

（4）跨距

「跨距」是指四柱結構裡 10 個天干變量中最大數值與最小數值之間「量」的差別。即：

$$K（跨度）=MAX（x1:x10）-MIN(x1:x10)$$

其中 MAX 求 10 個變量最大值，MIN 求 10 個變量中的最小值。它反映了四柱結構中變量之間的最大反差。比如，上述案例（95）的跨距值是：

$$K（跨度）=22.97$$

觀察十個天干（變量）數值，最大的是癸水（x10=13.61），最小的是乙木（x2=-9.36），跨距是兩者絕對值之和。

這新增加的 4 項變量，除了「燥濕度」之外，都是從已求出的 10 個天干數值中派生出來的。由於它們確實反映了結構數值組合的一些基本特徵或差異性，在以後的體質識別程序操作中發揮了很大的作用，使預測能力大大提高了。

這時，上述案例（95）的配數運算結果是：

x1	x2	x3	x4	x5	x6	x7	x8	x9	x10
甲	乙	丙	丁	戊	己	庚	辛	壬	癸
＋木	一木	＋火	一火	＋土	一土	＋金	一金	＋水	一水
0.47	-9.36	-4.74	-8.30	4.11	12.57	-5.10	2.37	-0.91	13.61

Z	Y	G	K
燥濕度	差異度	干值	跨距
-14.30	39.10	-12.31	22.97

也就是説，每一個案例，根據它們的出生時間得到的（四柱）時空結構，都將被轉換為這樣一組由 14 個變量組成的數值結構。這個數組就是個人由自然稟賦得到的「先天體質」的量化表述。

3 · 從「一氣周流」到五臟系統

　　前文曾多次引用《黃帝內經》之句：「夫人生於地，懸命於天，天地合氣，命之曰人。」那麼，究竟是如何「合氣」的呢？——如何從天地之氣到人體五臟之氣？也就是，如何彰顯「天人相應」、「天人合一」——我們古老傳統文化的根基呢？這是中醫學理論的核心問題。

　　清代名醫黃元御在《四聖心源》中説：

　　　　陰陽未判，一氣混茫。氣含陰陽，則有清濁，清則浮升，濁則沉降……清濁之間，是謂中氣，中氣者，陰陽升降之樞軸，所謂土也。

　　　　樞軸運動，清氣左旋，升而化火，濁氣右轉，降而化水。化火則熱，化水則寒。方其半升，未成火也，名之曰木。木之氣溫，升而不已，積溫成熱，而化火矣。方其半降，未成水也，名之曰金。金之氣涼，降而不已，積涼成寒，而化水矣。

　　　　水、火、金、木，是名四象。四象即陰陽之升降，陰陽即中氣之浮沉……四象輪旋，一年而周，陽生於歲半之前，陰降於歲半之後。陽之半升則為春，全升則為夏，陰之半降則為秋，全降則為冬。

　　　　春生夏長，木火之氣也，故春溫而夏熱；秋收冬藏，金水之氣也，故秋涼而冬寒。土無專位，寄旺於四季之月，各十八日，而其司令之時，則在六月之間。土合四象，是謂五行也。

　　這裡説，宇宙的初期是個混沌的世界。「一氣周流」，是因為有了陰陽，因此也有了清濁。清氣上升，濁氣下降，發生了氣的運動。陰陽之間，是中氣。中氣是土。土是陰陽升降之樞軸。土為戊、己。己土為脾，戊土為胃。「脾以陰土而含陽氣，故脾陽左升則化肝木，胃以陽土而胎陰氣，故胃陰右降則化肺金。金降於北，

涼氣化寒，是謂腎水，木升於南，溫氣化熱，是謂心火。肺、肝、心、腎，四象攸分，實則脾胃之左右升降而變化者也。」

就這樣，我們有了一幅完整的天地之氣周流、五行循環周轉與人體五臟相對應的「天人合一」之「圓運動」圖：

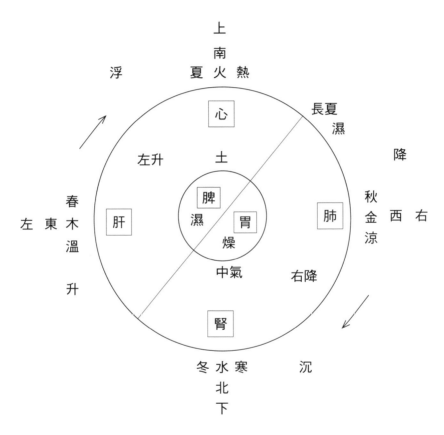

圖 4.2「天人合一」之圓運動

近代中醫大家彭了益稱之為「圓運動的古中醫學」，他進一步指出：

　　中氣屬土，一年的大氣，春升，夏浮，秋降，冬沉，故春氣屬木，夏氣屬火，秋氣屬金，冬氣屬水。升浮降沉，運動一周，而為一歲。夏秋之間，為圓運功的中氣。地面的土氣，為圓運動的中氣。地面的土氣，居升浮降沉之中，為大氣升降的交合，故中氣屬土氣。金水木火土，大氣圓運動之物質也。[4]

顯然，「大氣圓運動」貫徹了作為中醫理論基石的「氣一元論」，貫徹了《黃帝內經》的「同氣相求，同類相應」的天地人之間「氣交」原則，完整地展現了中醫學的天人觀。

於是，天地五行（包括十干）之氣與五臟的匹配可以歸結如下：

春		夏		長夏		秋		冬	
木		火		土		金		水	
甲	乙	丙	丁	戊	己	庚	辛	壬	癸
木＋	木－	火＋	火－	土＋	土－	金＋	金－	水＋	水－
肝		心		胃	脾	肝		腎	

顯然，五氣通入五臟，五臟跟其相對應的旺衰之氣的周流相一致，這就促使五臟順應大自然的生長化收藏的規律而活動，臟腑機體生理功能狀態與外界時相季節變化節律同步變化了。

事實上，關於五行與五臟的配屬，曾有過一個歷史過程。前秦時期，在《呂氏春秋》和《禮記‧月令》中，五行與五臟是這樣配屬的：

木	火	土	金	水
脾	肺	心	肝	腎

不難看到，這種配屬是根據人體內實際解剖位置做出的：肺居於上，則屬火；腎居於下，則屬水；脾居左方屬木；肝居右方屬金；心居中央，屬土。因為心居中央，故稱中心。它表明了五臟解剖部位及形態學意義。

然而，稍後於《呂氏春秋》的《黃帝內經》，卻採取了不同於上的五行與五臟的配置：

木	火	土	金	水
肝	心	脾	肺	腎

這就是我們今天仍在應用的五行與五臟的配置。這裡，注意呵，五臟功能特點佔了主導的地位。

為什麼《黃帝內經》放棄了以解剖為依據的形態學的配置，而採用了這個以功能為主、以實用為取向的理論框架？這是源於古人的醫療實踐，以五臟的功能特性與自然界春、夏、長夏、秋、冬的五行特性相類比，根據「類同則比」的原則推演出來的，表明的是五臟的氣化功能學意義。

如果我們再看一下漢代班固的《白虎通義》，他將前者的五行配臟法歸入《五祀》篇，而把《黃帝內經》的五行配臟法歸入了《五行》篇。顯而易見，前者用以祭祀，用的是死物實體，自然以解剖為準；後者用於醫學，治病救人，當以生機功能為準。可見我們的先人，並不是完全沒有解剖知識，而是在醫學體系構建之時，毅然放下「結構」，棄解剖之徑而走功能之路，致力於自然與生命一體的探索。由此，「中醫走上了以功能、象、實用為取向之路，並一路高歌猛進，創出了一片究天人之

象，通醫學之變的新天地。」[5]

　　若換個角度來說，在當時的歷史條件下，囿於工具，解剖方法尚難突破，這是我們先人審時度勢而採取的明智之舉。有人說，五運六氣理論是「超前科學」[6]，事實上，整個中醫理論以「天人合一」為思維定向，將人體融於大自然的客體之中，在現代科學方面來說，的確也是「超前」的。可惜這東方文明的智慧之光常常被無知的陰霾所遮掩！

◼ 4 · 五臟氣機模型

在上文討論的中醫天人「圓運動」中，我們看到，人居天地之間，與天地相應，氣的「升降」是人體生命活動的一種重要形式。從廣義角度講，「升降」概括了人體內以藏象為中心的所有生命活動。誠如《臨證指南醫案》所説：「藏屬腎，泄屬肝，此肝腎之分也。肝主升，肺主降，此肺肝之分也。心主動，腎主靜，此心腎之分也。而靜藏不致於枯寂，動泄不致於耗散，升而不致於浮越，降而不致於沉陷，則屬之脾，中和之德之所主也。」正因為升降相因，臟腑之間才能維持正常的生命活動。若升降停止，便意味著生命活動的結束。所謂「出入廢，則神機化滅；升降息，則氣立孤危。」[7] 顯然，臟腑之氣的升降出入為生化之機要。

就生理角度而言，人體是以臟腑為中心的有機整體，氣機的升降運動主要體現在臟腑的生理活動之中。從五臟來看，在上者以降為和，在下者以升為順。這裡主要有以下三對：

一是心與腎。心在上，是陽中之陽臟，五行屬火；腎在下，為陰中之陰臟，五行屬水。所謂「水火既濟」、「心腎相交」，就是要心火下降於腎，以暖腎水，使腎水不寒；腎水要上升，以滋心火，使心火不亢。由此，水和火之間能趨於半衡，這是人體陰陽升降的根本。

二是肝和肺。《素問 · 刺禁論》説：「肝生於左，肺藏於右。」這是針對肝和肺的生理功能而言的。肝位於腹腔之上部，五行屬木，是陰中之陽臟，故主升；肺居胸中，五行屬金，為陽中之陰臟，故主肅降。《素問 · 陰陽應象大論》説：「左右者，陰陽之道路也。」「左主升而右主降。」[8] 這説明，肝從左而升，肺從右而降，左右為陰陽上下之道路，肝肺是升降之外輪。

三是脾和胃。脾、胃同居中州，共屬中央濕土，旺於四季，為陰中之至陰，是

後天之本。「納食主胃，運化土脾，脾以升則健，胃宜降則和。」太陰濕土，得陽始運，陽明胃土，得陰自安。以脾喜剛燥，胃喜柔潤也。」這些中醫古籍中耳熟能詳的名句，説明脾升胃降在五臟升降氣機中具有樞紐的作用。黃元御《四聖心源》中也提到，心、肺、肝、腎之氣機升降，皆取決於脾胃樞軸之斡旋。「脾升則腎肝亦升，故水木不鬱；胃降則心肺亦降，故金水不滯。……中氣者，和濟水火之機，升降金木之樞。」

根據以上五臟氣機的論説，我們設計了以下中醫五臟氣機模型：

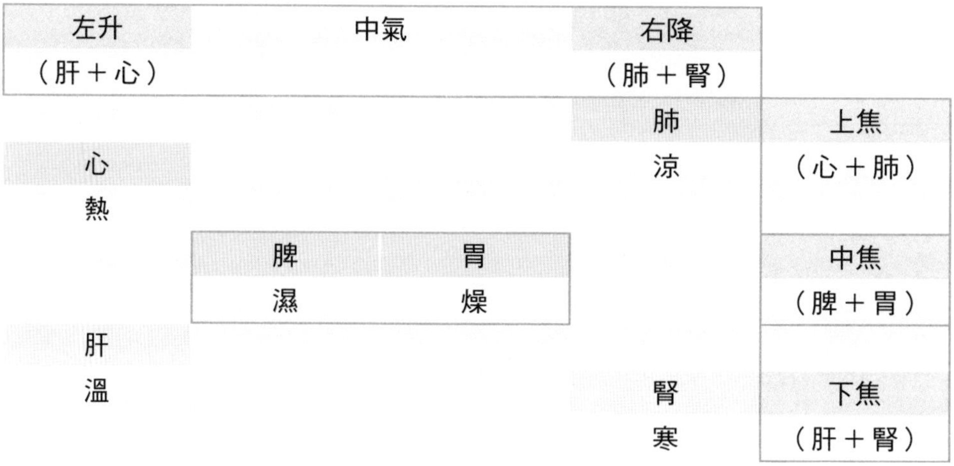

左升 （肝＋心）	中氣	右降 （肺＋腎）	
		肺 涼	上焦 （心＋肺）
心 熱	脾　胃 濕　燥		中焦 （脾＋胃）
肝 溫		腎 寒	下焦 （肝＋腎）

圖 4.3 五臟氣機模型

氣機模型以三焦為顯現部位：分上焦、中焦和下焦。三焦是氣升降出入的通道，又是氣化的場所，故《難經》説：「三焦者，氣之所終始也。」[9] 五臟在三焦中的分布：上焦心、肺；中焦脾、胃；下焦肝、腎。這裡採用鄭壽全《醫學真傳》中的「三焦部位（説）」：

> 上焦統心肺之氣，至膈膜；中焦統脾胃之氣，自膈膜下起而至臍中；

下焦統肝腎之氣，自臍中起而至足。上焦天也（即上元），中焦地也（即中元），下焦水也（即下元）。天氣下降於地，由地而入水；水氣上升於地，由地而至於天。故曰：地也者，調和陰陽之樞機也。三焦之氣，分而為三，合而為一，乃人身最關要之府，一氣不舒，則三氣不暢，此氣機自然之理。

這是言及上、中、下部位。

《黃帝內經‧刺禁論》云：「肝生於左，肺藏於右，心部於表，腎治於裡，脾為之使，胃為之市。」因此，在左右方面，則採取左升、中氣、右降三部分。肝、心置於左，肺、腎置於右，脾、胃置於中。

於是，前文討論的案例（95）中運算輸出的數據可以置於這個模型之中：

左升	中氣		右降		
-21.93			9.97		
			肺	上焦	燥濕度
心			-2.73	-15.77	-14.30
-13.04					差異度
	脾	胃		中焦	39.10
	12.57	4.11		16.68	干值
肝					-12.31
-8.89			腎	下焦	跨距
			12.7	3.81	22.97

從數據分布上，這個案例的先天氣機模型顯示：中焦脾（己）、胃（戊）最旺。上焦虛弱，下焦稍強。五臟中，除了脾胃之外，腎水最強。左方肝（甲＋乙）和心（丙＋丁）數值之和為 -21.93，木火為陽，這裡是負值，說明陽氣甚為不足，

看來「左升」有阻礙；右方肺（庚＋辛）和腎（壬＋癸）數值之和為 9.97，令水為陰，為正值，右降無礙。結構內燥濕度為 -14.3，同時，脾值（12.57）大於胃值（4.11），是脾強胃弱。脾主濕，胃主燥，濕大於燥。因為脾濕，中氣之軸左轉（升）也有阻礙。結構中濕度增加，故有上虛之象。陽氣不足，一目了然。

差異度是標記五行每一行陰陽之間的差異。這裡數值為 39.10，表示五行內部各行的陰陽分布差異較大。（陽干－陰干），這一項即上面所說的「干值」，數值為 -12.31，表示 5 個陰干的數值大於 5 個陽干的數值。從五臟腎水旺，再到脾旺，再到陰干旺，都可以看到這個結構在陰陽方面是「陰重於陽」的結構，或偏陰的結構。跨距為 22.97，天干數據中最高值與最低值的跨度較大，結構不甚穩定，易成偏頗。

顯然，此案例（95）的先天五臟氣機模型所展示的數據分布與其測試結果（陽虛體質，兼有氣虛質、氣鬱質傾向）是相互聯繫的。關於這種聯繫，我們將在下文予以詳盡的討論。

注釋：

1　對於 8 種偏頗體質的判定標準：某體質得分（轉化分）若在 40 或 40 以上，則「判定」為「是」，即屬此種體質；在 30 以上，40 以下，判定為「傾向是」，即傾向於這種體質；得分在 30 以下的，判定為「否」。

2　《人分九種》，第 28 頁。

3　《八字命理學基礎教程》，第 103 頁。

4　彭子益：《圓運動的古中醫學》，第 4 頁。

5　潘毅：《尋回中醫失落的元神：象之篇》，第 31 頁。

6　《中醫運氣與健康預測》，第 54-55 頁。

7　《素問 · 陰陽應象大論》。

8　見《中醫自然體質論治》，第 4 頁。

9　《難經 · 三十一難》。

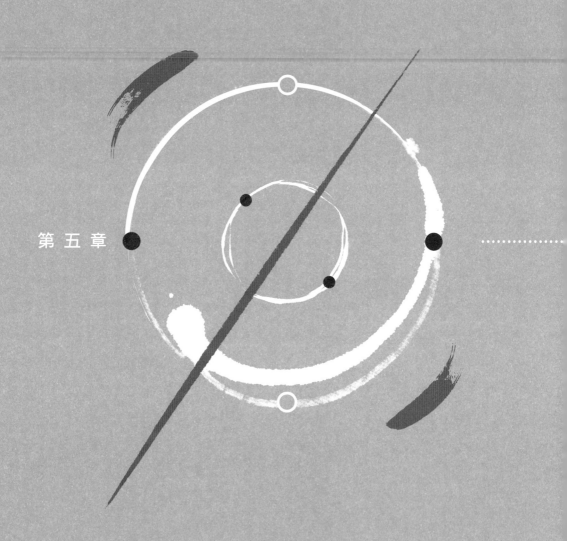

第 五 章

……九種體質的基本式

☐ 1 · 樣本的分類統計和分析

跟《又一種「基因」的探索》一書的方法一樣，我們挖掘每一類體質的「底層」結構，稱之為「基本式」，作為先天體質分類體系的數值表述。雖然當時收集的案例不多，我已經發現：出生時間（或時空結構）與體質之間的確存在著相關性。

當我想進一步跨入「預測」的疆界，也就是根據個人的出生時間去預測他的先天體質（或先天稟賦），這時問題就來了。幾番試驗下來，不能不發現自己已到了「捉襟見肘」的地步了。因為在九種體質的分類中，每一種體質雖然都被定義為是一種「類型」，但它們之間的界限是比較模糊的。體質涵蓋了個人的形體結構、生理現象、心理現象、甚至病理現象，並不是由一種或一組單純的物理指標、化學分析指標就可以把它們標記下來、區分開來的。它實際上是對一組複雜的生命活動現象的歸類。在實際測試結果中，出現大量的「兼類」現象，就可見其複雜性之一斑了。於是，我必須進一步深入到每一種體質類型內部，尋找更深層次上的「基本式」，或各種底層的「變體」。這樣，每一類型的體質，都將包含有一組基本式，由它們來刻畫每一種體質類型所包含的一些基本特徵。這是近年來我在《探索》基礎上做出的「新」探索。新的較大的樣本是幫助實現這樣目標的基礎。

首先，我將樣本案例中每一個出生時間都轉換為上述含有 14 個數值組合的出生時空結構的數值表述式。接著，按測試者自測結果的體質類型（即個人自測表中數值最高的體質類型）進行歸類，求取每一種體質所含有的對應「先天體質」表述式的算術平均值。這個平均值就是大類的「基本式」。下面是總樣本的分類體質數據的平均值表：

體質類型	甲	乙	丙	丁	戊	己	庚	辛	壬	癸
1 平和質	0.00	-1.11	0.71	1.30	0.53	-0.49	-0.32	0.02	0.26	-0.92
2 氣虛質	-0.03	-0.08	-0.56	0.33	-0.70	-1.22	0.34	-0.51	1.65	0.76
3 陽虛質	0.37	0.67	-1.71	-0.69	-0.31	1.42	-0.95	-1.50	1.31	1.37
4 陰虛質	2.65	1.23	-0.14	0.75	-0.88	-3.31	0.14	-0.69	1.94	-1.70
5 痰濕質	-0.26	-0.55	-0.85	0.87	1.08	0.42	-0.05	0.44	0.16	-1.29
6 濕熱質	-1.41	0.79	-2.44	-0.37	-1.10	1.04	0.55	2.68	0.15	0.10
7 血瘀質	-0.24	-0.14	-0.80	1.68	-1.90	-0.22	-1.32	1.39	1.39	0.14
8 氣鬱質	1.62	1.94	1.03	2.62	-0.99	0.90	-1.64	-1.61	-2.05	-1.83
9 特稟質	-1.59	0.73	-1.88	0.26	-0.55	0.22	0.16	0.42	2.02	0.20

	體質類型	燥濕度	差異度	干值	跨距
1	平和質	1.54	4.25	2.39	2.41
2	氣虛質	-1.26	3.20	1.42	2.87
3	陽虛質	-2.48	3.65	-2.55	3.12
4	陰虛質	1.19	9.20	7.42	5.95
5	痰濕質	0.88	4.60	0.21	2.37
6	濕熱質	-2.87	8.58	-8.49	5.12
7	血瘀質	-1.03	8.24	-5.73	3.59
8	氣鬱質	3.81	4.04	-4.04	4.67
9	特稟質	-2.65	7.30	-3.66	3.89

表 5.1 總樣本體質分類數據平均值表（1,085 例）

　　接著，按測試者年齡把此資料再分成兩大組，71 年以前（包括 71 年）出生、現今 45 歲以上的人群為一大組（425 例）；71 年後出生，現今 45 歲以下的人群為另一大組（660 例），分別計算出他們體質分類數據的平均值。這兩類數據是：

	體質類型	甲	乙	丙	丁	戊	己	庚	辛	壬	癸
1	平和質	-0.85	-0.71	1.68	2.35	-0.06	-0.33	-0.44	-0.16	0.12	-1.60
2	氣虛質	-0.11	0.09	-1.39	-0.62	-2.56	-2.33	2.04	-0.05	2.37	2.56
3	陽虛質	0.01	0.49	-2.03	-1.02	0.83	1.04	-0.98	0.26	0.76	0.64
4	陰虛質	4.41	2.55	-0.43	2.80	0.34	-4.14	-0.94	-2.94	1.87	-3.54
5	痰濕質	-0.22	-0.83	0.14	1.34	1.57	-0.42	0.55	0.06	0.26	-2.46
6	濕熱質	0.41	-0.43	-2.72	0.05	2.04	-0.04	1.73	1.64	-0.71	-1.98
7	血瘀質	1.20	1.91	0.56	4.17	-2.55	-1.08	-1.42	1.61	0.32	-4.72
8	氣鬱質	-1.92	-2.37	0.16	5.31	2.20	-0.03	1.14	0.93	-2.55	-2.90
9	特稟質	-1.96	-1.05	-1.77	0.91	3.62	2.08	0.09	-0.17	0.60	-2.36

	體質類型	燥濕度	差異度	干值	跨距
1	平和質	2.00	3.07	0.92	3.95
2	氣虛質	-2.42	3.47	0.70	5.12
3	陽虛質	-3.88	3.07	-2.84	3.07
4	陰虛質	2.83	17.00	10.53	8.56
5	痰濕質	3.59	7.02	4.61	4.03
6	濕熱質	-0.08	7.05	1.50	4.77
7	血瘀質	3.49	13.85	-3.78	8.88
8	氣鬱質	4.76	8.39	-1.91	8.21
9	特稟質	-0.30	8.36	1.18	5.99

表 5.2 71 年前出生的人的體質分類數據平均值表（425 例）

體質類型	甲	乙	丙	丁	戊	己	庚	辛	壬	癸
1 平和質	0.61	-1.39	0.01	0.55	0.96	-0.61	-0.23	0.15	0.36	-0.43
2 氣虛質	0.11	-0.09	1.39	0.62	2.56	2.33	-2.04	0.05	-2.37	-2.56
3 陽虛質	0.72	0.84	-1.40	-0.38	-1.38	1.77	-0.92	-3.16	1.83	2.06
4 陰虛質	1.71	0.53	0.02	-0.33	-1.53	-2.86	0.71	0.50	1.98	-0.72
5 痰濕質	-0.29	-0.31	-1.68	0.46	0.67	1.14	-0.55	0.76	0.08	-0.29
6 濕熱質	-2.52	1.53	-2.26	-0.63	-3.01	1.70	-0.17	3.31	0.67	1.37
7 血瘀質	-1.08	-1.32	-1.59	0.24	-1.52	0.28	-1.26	1.27	2.02	2.96
8 氣鬱質	3.50	4.22	1.49	1.19	-2.67	1.39	-3.11	-2.96	-1.78	-1.27
9 特稟質	-1.44	1.41	-1.92	0.01	-2.14	-0.49	0.19	0.64	2.56	1.17

	體質類型	燥濕度	差異度	干值	跨距
1	平和質	1.14	5.29	3.45	2.35
2	氣虛質	-0.70	3.47	-0.70	5.12
3	陽虛質	-1.44	6.77	-2.28	5.23
4	陰虛質	0.32	5.78	5.78	4.84
5	痰濕質	-1.40	4.30	-3.51	2.82
6	濕熱質	-4.57	14.57	-14.57	6.33
7	血瘀質	-3.66	7.34	-6.86	4.54
8	氣鬱質	3.30	5.75	-5.17	7.33
9	特稟質	-3.55	8.27	-5.50	4.70

表 5.3 71 年後出生的人的體質分類數據平均值表（660 例）

這三個體質分類數據（平均值）表給了我們與九種體質相關聯的出生時空結構數值表述式情況的總體印象。下面深入到各類體質內部，分別探討與之相關的出生時空結構的特徵。

□ 2 · 平和質

平和質（A 型）的定義是：先天稟賦良好，後天調養得當，以體態適中，面色紅潤，精力充沛，臟腑功能狀態強健壯實為主要特徵的一種體質狀態。

體質特徵：（1）形體特徵：體型均勻健壯。（2）心理特徵：性格隨和開朗。（3）常見表現：面色、膚色潤澤，頭髮稠密有光澤，目光有神，鼻色明潤，嗅覺通利，味覺正常，唇色紅潤，精力充沛，不易疲勞，耐受寒熱，睡眠安和，胃納良好，二便正常，舌色淡紅，苔薄白，脈和有神。（4）對外界環境適應能力：對自然環境和社會環境適應能力較強。（5）發病傾向：平素患病較少。[1]

以上測試結果為平和質的人的時空結構數據，有三個：總體，45 歲以上（包括 45 歲）的人和 45 歲以下的人。我們將此三者再羅列於下：

平和質	案例數	甲	乙	丙	丁	戊	己	庚	辛	壬	癸
總體	300	0.00	-1.11	0.71	1.30	0.53	-0.49	-0.32	0.02	0.26	-0.92
71 年前出生	125	-0.85	-0.71	1.68	2.35	-0.06	-0.33	-0.44	-0.16	0.12	-1.60
71 年後出生	175	0.61	-1.39	0.01	0.55	0.96	-0.61	-0.23	0.15	0.36	-0.43

平和質	燥濕度	差異度	干值	跨距
總體	1.54	4.25	2.39	2.41
71 年前出生	2.11	3.07	0.92	3.95
71 年後出生	1.14	5.29	3.45	2.35

表 5.4 平和質時空結構數值表

仔細觀察這三類數據結構，差異並不大。這主要從後面幾個反映十天干數組特徵的變量數值中可以觀察得到。根據前文表 5.1、表 5.2 和表 5.3，九種體質的「差

異度」（C）的最大值是：17.0；「干值」（G= 陽干 - 陰干）是在 -14.57 至 10.53 之間；「跨距」（K）最大值是：8.88。與此相比，平和質的人出生時空結構的變量數值都「壓縮」在很小的區域中：差異度在 5.3 以下，干值在 0.92 至 3.45 之間，跨距在 3.95 以下。這個對比說明了什麼？它突現了平和質者先天稟賦不同於其他偏頗體質人的先天稟賦，是它的「平和」（即平衡）特徵。

若做進一步觀察，也不難發現，最能體現平和質狀態的出生時空結構是 71 年後出生人的數據結構。他們相對年輕，具有良好的先天稟賦，加上不錯的後天環境，更能顯示出生命的活力來。

這裡，將 71 年後出生的平和質人出生時空結構做進一步的分析。他們先天的五行結構是：

平和質	木	火	土	金	水
71 年後出生	-0.78	0.56	0.35	-0.08	-0.07

這樣的五行分布可以圖示如下：

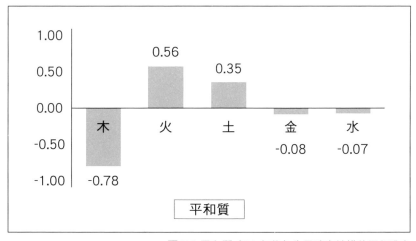

圖 5.1 平和質（71 年後）先天時空結構的五行分布

其五臟氣機模型是：

左升	中氣		右降		
-0.22			-0.14		
			肺	上焦	燥濕度
心			-0.08	0.49	1.14
0.56					差異度
	脾	胃		中焦	5.29
	-0.61	0.96		0.35	干值
肝					3.45
-0.78			腎	下焦	跨距
			-0.07	-0.85	2.35

圖 5.2 平和質（71 年後）先天五臟氣機圖

　　顯而易見，出生時空的五行分布和相對應的人體五臟的數值，都處於十分「平和」的狀態，其平均值都在 -1 至 ＋1 的數值區域中。這表明，平和質的人機體陰陽平衡，氣血充盛，五臟機能相互協調。這類人在健康方面的確是幸運者，真可謂是「得天獨厚」。

3 · 氣虛質

氣虛質（B型）的定義是：由於一身之氣不足，以氣息低落、臟腑功能狀態低下為主要特徵的體質狀態。

體質特徵：（1）形體特徵：肌肉鬆軟。（2）心理特徵：性格內向，情緒不穩定、膽小不喜歡冒險。（3）常見表現：主項，平素氣短懶言，語音低怯，精神不振，肢體容易疲乏，易出汗，舌淡紅、嫩胖、邊有齒痕，脈象虛緩。副項，面色萎黃或淡白，目光少神，口淡，脣色少華，毛髮不澤，頭暈，健忘，大便正常，或雖便秘但不結硬，或大便不成形，便後仍覺未盡，小便正常或偏多。（4）對外界環境適應能力：不耐受寒邪、風邪、暑邪。（5）發病傾向：平素體質虛弱，衛表不固易患感冒；或病後抗病能力差，易遷延不癒；易患內臟下垂、虛勞等病。

「人活一口氣」，氣虛就是氣不足，就是「氣短」。中醫認為，氣是構成宇宙的最基本物質，也是構成人體的最基本物質。可以說，氣是我們生命的能量，氣不足了，也就是機體能量不足了。好像汽車發動機缺了油，動力不足了。

我們先觀察前文所做的總樣本氣虛質的時空結構數據：

氣虛質	甲	乙	丙	丁	戊	己	庚	辛	壬	癸
總體	-0.03	-0.08	-0.56	0.33	-0.70	-1.22	0.34	-0.51	1.65	0.76

氣虛質	燥濕度	差異度	干值	跨距
總體	-1.26	3.20	1.42	2.87

表 5.5 氣虛質（總體）時空結構數值表

它們先天的五行分布以及五臟氣機模型圖如下：

氣虛質	木	火	土	金	水
總體	-0.10	-0.23	-1.92	-0.17	2.41

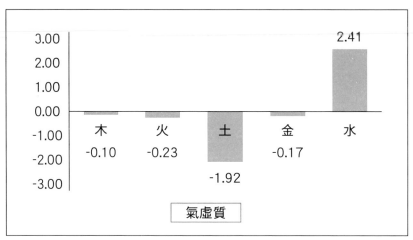

圖 5.3 氣虛質（總體）先天時空結構的五行分布

左升		中氣		右降		
-0.33				2.24		
				肺	上焦	燥濕度
心				-0.17	-0.40	-1.26
-0.23						差異度
	脾	胃		中焦		3.20
	-1.22	-0.70		-1.92		干值
肝						1.42
-0.10				腎	下焦	跨距
				2.41	2.31	2.87

圖 5.4 氣虛質（總體）先天五臟氣機圖

這裡，我們可以觀察到：

第一個特點是脾胃不足，脾氣虧虛。五臟氣機圖表明，從三焦的數值看，中焦脾胃最為虛弱。中焦脾胃弱，則氣血化生乏源，機體能量不足。

第二個特點是陽氣弱，即木火勢弱，左升無力。與右降相比，左側心、肝都是負值，故左升乏力。

第三個特點是下盛上虛，中焦也弱。中焦脾胃弱，機體失養，而且，腎水數值最大，水甚於火，整個機體偏於寒濕。

這個先天五臟氣機圖充分顯示了測試結果為氣虛質的人的先天稟賦狀態。

然而，當我們將這個具有 14 個變量的「基本式」與整個樣本中測試為氣虛質的 98 例時空結構數值比較，即進行相關性的數值運算，其相關系數在 0.65 以上的只有 44 例，説明它對樣本的覆蓋率是 45.8%。我們不能滿足這樣的結果。它表明，這個基本式顯示氣虛質的先天五行特徵是可取的，但它的的概括能力顯然不足。要用它來做體質預測，「精準度」還不夠。

我們需要做進一步挖掘。採取的方法是：先將這 98 例時空結構數據做電腦「聚類分析」，把它們分成幾個小類，然後找出每一個小類的數組平均值（它在小類內與案例數組的相關系數在 0.80 以上）作為「預選」的基本式。接著，再將它們放進大樣本裡計算，根據設定的相關系數（0.65 以上），把覆蓋面強的留下，淘汰覆蓋面小的平均數值組。

經過這樣的反復運算，我們得到了以下三個小類的基本式，或稱「變體」：

氣虛質	甲	乙	丙	丁	戊	己	庚	辛	壬	癸
A	-0.41	-4.87	-5.90	-1.13	2.78	9.90	4.88	-5.48	-1.68	-0.65
B	0.63	7.06	6.40	15.19	-9.86	-1.67	-3.72	-5.60	-6.43	-2.00
C	0.25	-2.19	-8.11	-6.25	-4.49	-7.49	2.30	6.92	10.97	8.10

氣虛質	燥濕度	差異度	干值	跨距
A	-2.64	27.75	1.90	15.80
B	9.52	29.72	-25.95	25.05
C	-16.20	14.78	1.82	19.08

表 5.6 氣虛質小類時空結構數值表

其中 A 類覆蓋整個樣本相關系數在 0.65 以上的覆蓋率有 62%，B 類覆蓋率是 42.9%，C 類覆蓋率是 27%。這樣加起來，就超過了全體了。

我們進一步考察這三個「變體」的五行和五臟分布情況：

氣虛質	木	火	土	金	水
A	-5.28	-7.03	12.68	-0.60	-2.33
B	7.68	21.59	-11.53	-9.32	-8.43
C	-1.94	-14.36	-11.99	9.22	19.06

氣虛質	肝	心	脾	胃	肺	腎
A	-5.28	-7.03	9.90	2.78	-2.33	-2.33
B	7.68	21.59	-1.67	-9.86	-8.43	-8.43
C	-1.94	-14.36	-7.49	-4.49	19.06	19.06

A 類：肝木與心火最衰，左升無力；中焦脾土（9.90）最旺，胃土（2.78）次之，但脾遠強於胃，脾強濕重，濕重則中樞脾升有礙。同時，土多金埋，肺氣自然不足。從總體講，上焦心氣虛、肺氣虛，是造成這類人氣虛的基本原因。這是對此小類「氣虛」的五臟關係解讀。

B 類：肝木和心火甚旺，心火尤旺，肺金、腎水皆衰，脾胃土尤衰。結構內左升有餘而右降不足。那又為什麼氣不足呢？事實上，此結構最大問題是燥熱（燥濕度：

9.52）：強火（心 21.59）剋弱金（肺 -9.32），力量太懸殊，並且中土能量弱，無法轉化強火之勢，重剋之下，肺功能不足是顯而易見的。

C 類：木火衰，心火尤衰；金水旺，腎水最旺。中樞脾胃衰弱，加上金水旺，水旺土蕩，脾的生化功能顯然不足。肺金雖不弱，但腎水旺，泄氣太重。五臟總的特點是寒濕（燥濕度：-16.2）。本來氣機升不足而降有餘，再加上寒濕而氣滯，這是構成氣虛質的又一種情況，儘管其覆蓋率並不是很高。

有了此三個小類（變體）的補充，我們對測試結果為氣虛質人的先天自然遺傳特徵就有了比較全面的認識了。

■ 4 · 陽虛質

陽虛質（C型）的定義是：由於陽氣不足，失於溫煦，以形寒肢冷等虛寒現象為主要特徵的體質狀態。

體質特徵：（1）形體特徵：多形體白胖，肌肉鬆軟。（2）心理特徵：性格多沉靜內向。（3）常見表現：主項，平素畏冷，手足不溫，喜熱飲食，精神不振，睡眠偏多，舌淡胖嫩邊有齒痕，苔潤，脈象沉遲。副項，面色白，目胞晦暗，口唇色淡，毛髮易落，易出汗，大便溏薄，小便清長。（4）對外界環境適應能力：不耐受寒邪，耐夏不耐冬；易感濕邪。（5）發病傾向：發病多為寒證，或易從寒化，易病痰飲、腫脹、泄瀉、陽痿。

王琦教授說：「『陽虛』應該說是一個整體的概念，包括了腎陽、脾陽、心陽等等，通俗一點講，就是生命之火不夠旺盛。」「陽虛最典型的症狀就是畏寒怕冷。」因此，他把陽虛質的人稱為「怕冷派」。[2]

我們先觀察前文所做的總樣本陽虛質的時空結構數據：

陽虛質	甲	乙	丙	丁	戊	己	庚	辛	壬	癸
總體	0.37	0.67	-1.71	-0.69	-0.31	1.42	-0.95	-1.50	1.31	1.37

陽虛質	燥濕度	差異度	干值	跨距
總體	-2.48	3.65	-2.55	3.12

表 5.7 陽虛質（總體）時空結構數值表

它們先天的五行分布以及五臟氣機模型圖如下：

陽虛質	木	火	土	金	水
總體	1.05	-2.40	1.11	-2.45	2.68

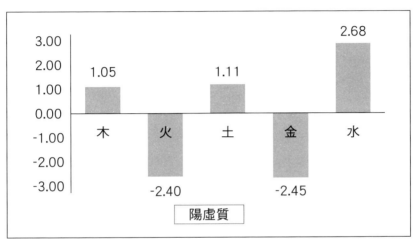

圖 5.5 陽虛質（總體）先天時空結構的五行分布

左升		中氣		右降		
-1.35				0.23		
				肺	上焦	燥濕度
				-2.45	-4.84	-2.48
心						差異度
-2.40					中焦	3.65
	脾		胃		1.11	干值
	1.42		-0.31			-2.55
肝						跨距
1.05				腎	下焦	3.12
				2.68	3.73	

圖 5.6 陽虛質（總體）五臟氣機圖

從五行分布和氣機模型中看，陽虛質有這樣的特點：

第一個特點是，下盛上虛。上焦心、肺皆是負值，上焦總數值為 -4.84，明顯是功能不足；下焦肝、腎皆是正值，總數值為 3.73，正好形成對比：下盛而上虛。

第二個特點，氣機左升不足，主要是心火弱。心為陽中之陽，數值低，陽不足已經顯露了。

第三個特點，脾強胃弱，故濕重。加上腎水數值最高，有寒濕之象。這都跟上述體質特徵中所述的「平素畏冷」、「易感濕邪」，「發病多為寒證，或易從寒化」相一致。

顯然，這個時空結構能刻畫出陽虛質的基本特徵：陽氣不足。

然而，當我們將這個具有 14 個變量的「基本式」與整個樣本中測試為陽虛質的 179 例時空結構數值做比較，即進行相關性的數值運算，其相關系數在 0.65 以上的僅有 87 例（佔 48.6%）。我們自然不能滿足這樣的結果。這個基本式雖然反映了陽虛質的先天五行特徵，但它的的概括能力顯然不足，若用於體質預測，其有效性還是有困難。

於是，我們作進一步挖掘。用前文同樣的方法，找出與陽虛質對應的出生時空結構的小類變體來。經過反復運算，我們得到了以下三個小類的基本式：

陽虛質	甲	乙	丙	丁	戊	己	庚	辛	壬	癸
A	-1.23	-3.13	-0.78	-6.54	-4.83	18.10	-4.59	-0.36	0.12	1.65
B	-1.73	0.59	-8.59	-20.42	-0.41	13.78	0.36	6.23	4.32	4.27
C	-5.71	-6.49	-5.91	-3.71	-0.79	0.06	7.72	16.98	-6.07	2.47

陽虛質	燥濕度	差異度	干值	跨距
A	-10.37	36.34	-21.01	24.64
B	11.83	34.26	-10.52	34.20
C	-11.61	21.63	-20.06	23.47

表 5.8 陽虛質小類時空結構數值表

其中 A 類基本式與陽虛質總樣本相關系數在 0.65 以上的覆蓋率是 58.1%；B 類覆蓋率是 49.2%；C 類覆蓋率是 37.4%。它們是陽虛質在深層次上的變體。

進一步考察考察這三個小類「基本式」的五行和五臟分布情況：

陽虛質	木	火	土	金	水
A	-4.35	-7.33	13.27	-4.95	1.77
B	-1.14	-29.01	13.37	6.60	8.59
C	-12.20	-9.62	-0.73	24.70	-3.60

陽虛質	肝	心	脾	胃	肺	腎
A	-4.35	-7.33	18.10	-4.83	-4.95	1.77
B	-1.14	-29.01	13.78	-0.41	6.60	8.59
C	-12.20	-9.62	0.06	-0.79	24.70	-3.60

這三個小類，與總體一致的地方是：金水旺於木火，也是肺、腎數值大於肝、心的數值，是陰盛陽衰。陽氣虧虛，顯而易見。此外，三個小類脾值都強於胃值，具有濕的性質，加上金水旺象，寒濕難免。這些都是陽虛體質的主要特徵。

再進一步看此三小類的特點：

A 類，脾土旺甚，腎水居次，而心火最弱，一派寒濕之象。這個小類在陽虛質中佔比重最大。

B 類，中焦脾土旺，右側金水也旺，心火最衰（-29.01）。心火不足，局中失卻溫化之力，陽氣不能蒸騰，氣化水液，故水濕留滯，陰盛陽萎，這比 A 類在程度上更進了一步，是比較典型的陽虛質的特徵。

C 類，肺金獨旺，木火俱衰，尤其肝木遭強金剋伐，氣機外輪金、木完全失衡，是降有餘而升不足。此小類雖然佔總體比重不高，但也是一種不能忽視的變體。

如果將陽虛體質的時空結構跟前面的氣虛體質的時空結構相比較，不難發現，它們在許多方面很類似，都是下盛上虛，都是木火衰，金水旺，都是左升不足，右降有餘，只是陽虛質在各項數值上比氣虛質更「放大」了。若說它們的差別，主要在中焦脾胃，氣虛質脾胃數值低於陽虛質的，因脾胃功能差，生化無力，引起肺氣不足，這是氣虛質的主要特徵。而陽虛質脾胃不弱，只是脾強胃弱，濕氣更加重了。

◪ 5 · 陰虛質

　陰虛質（D型）的定義是：由於體內津液精血等陰液虧少，以陰虛內熱等表現為主要特徵的體質狀態。

　體質特徵：（1）形體特徵：體形瘦長。（2）心理特徵：性情急躁，外向好動，活潑。（3）常見表現：主項，手足心熱，平素易口燥咽乾，鼻微乾，口渴喜冷飲，大便乾燥，舌紅少津少苔。副項，面色潮紅，有烘熱感，兩目乾澀，視物模糊，唇紅微乾，皮膚偏乾，易生皺紋，眩暈耳鳴，睡眠差，小便短，脈象細弦或細數。（4）對外界環境適應能力：平素不耐熱邪，耐冬不耐夏；不耐受燥邪。（5）發病傾向：平素易患有陰虧燥熱的病變，或病後易表現為陰虧症狀。

　王琦團隊把陰虛質的人稱為「缺水派」。人對水的需要僅次於氧氣。人體中，水的比重佔 70%，可見水對於人體何等重要。它是維持生命不可缺少的物質，是生命的源泉。陰虛體質，是指體內津液精血等陰液虧少，出現了陰虛內熱等表現，說白了，就是身體缺水。

　我們首先觀察前文陰虛質的測試者的總體、71 年前和 71 年後出生人的時空結構，這裡把它們的陰陽五行結構羅列於下：

陰虛質	木	火	土	金	水
總體	3.87	0.62	-4.19	-0.55	0.24
71 年前出生	6.96	2.37	-3.80	-3.88	-1.67
71 年後出生	2.24	-0.31	-4.40	1.21	1.26

陰虛質的主要特徵是「陰虛內熱」，是「缺水」。從上表中看，71 年前出生的人的陰陽五行結構，最能反映這個特徵，其木火數值為：＋9.33；金水數值為：-5.55。中土都是負值。因此，我們取 71 年前出生的時空結構數據平均值為陰虛質體質層面上的基本式：

陰虛質	甲	乙	丙	丁	戊	己	庚	辛	壬	癸
71 年前出生	4.41	2.55	-0.43	2.80	0.34	-4.14	-0.94	-2.94	1.87	-3.54

陰虛質	燥濕度	差異度	干值	跨距
71 年前出生	2.83	17.00	10.53	8.56

表 5.9 陰虛質（71 年前出生）時空結構數值表

它的先天的五行分布以及五臟氣機模型圖如下：

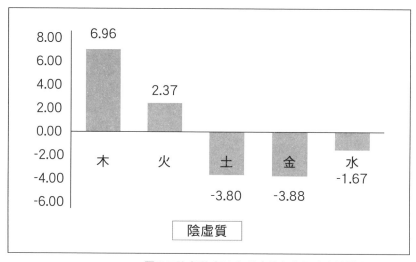

圖 5.7 陰虛質（71 年前出生）先天時空結構的五行分布

左升	中氣		右降			
9.34			-5.55			
			肺	上焦	燥濕度	
心			-3.88	-1.51	2.83	
2.37					差異度	
	脾	胃		中焦	17.00	
	-4.14	0.34		-3.80	干值	
肝					10.53	
6.96			腎	下焦	跨距	
			-1.67	5.29	8.56	

圖 5.8 陰虛質（71 年前出生）先天五臟氣機圖

這個氣機模型圖的確反映了陰虛質的一般狀態。主要表現在（1）木火旺，金水衰；陽盛於陰——陰虛。（2）肝心左升遠強於肺腎右降；（3）胃強脾弱，結構呈現燥氣。跟前述的氣虛質、陽虛質不同，先天時空結構中燥氣勝於濕氣。

這裡還有兩個值得注意的地方：一是肝木甚旺，佔主導地位；金水弱，肺金尤弱。二是結構的「差異度」很大（17.0）、「干值」（陽干 - 陰干）也大（10.53）、以及「跨距」較大（8.56），表現出陰虛質先天時空結構的偏頗性。

我們進一步深入陰虛質內部考察。運用前述同樣的方法，我們得到了以下三組陰虛質的「變體」：

陰虛質	甲	乙	丙	丁	戊	己	庚	辛	壬	癸
A	-4.98	-3.92	5.27	12.13	8.05	-0.49	-2.98	-2.69	-1.47	-8.94
B	13.23	11.17	-4.99	2.86	-7.03	-4.91	-1.83	-2.75	-3.21	-2.55
C	5.70	4.30	2.09	3.94	-1.10	-3.03	-1.81	-3.03	-3.00	-4.08

陰虛質	燥濕度	差異度	干值	跨距
A	17.92	24.22	7.79	21.07
B	0.72	13.61	-7.65	20.26
C	8.20	7.48	3.78	9.78

表 5.10 陰虛質小類時空結構數值表

再進一步展現為五行和五臟的分布：

陰虛質	木	火	土	金	水
A	-8.90	17.40	7.56	-5.66	-10.41
B	24.40	-2.12	-11.94	-4.58	-5.76
C	10.01	6.03	-4.12	-4.84	-7.08

陰虛質	肝	心	脾	胃	肺	腎
A	-8.90	17.40	-0.49	8.05	-5.66	-10.41
B	24.40	-2.12	-4.91	-7.03	-4.58	-5.76
C	10.01	6.03	-3.03	-1.10	-4.84	-7.08

比較這三個小類，木火旺，金水弱是共同的特點──陽盛陰衰。但 A 類是心火最旺（17.4）；B 類是肝木獨旺（24.4）；C 類則木火皆旺。

這三個小類，樣本覆蓋面最大的是 A 類，它是火土同旺，十分燥熱，燥濕度為 17.92；同時差異度也很大，為 24.22，都是很高的數值，可見其偏頗性。其次是 B 類，再次是 C 類。C 類跟上面 71 年前出生的基本式很類似，但其腎水最弱，而後者是肺金最弱。

□ 6 · 痰濕質

痰濕質（E類型）的定義是：由於水液內停而痰濕凝聚，以黏滯重濁為主要特徵的體質狀態。

體質特徵：（1）形體特徵：體形肥胖，腹部肥滿鬆軟。（2）心理特徵：性格偏溫和，穩重恭謙，和達，多善於忍耐。（3）常見表現：主項：面部皮膚油脂較多，多汗且黏，胸悶，痰多。副項：面色黃胖而黯，眼胞微浮，容易困倦，平素舌體胖大，舌苔白膩，口黏膩或甜，身重不爽，喜食肥甘，大便正常或不實，小便不多或微混。（4）對外界環境適應能力：對梅雨季節及潮濕環境適應能力差，易患濕證。（5）發病傾向：易患消渴、中風、胸痺等病證。

王琦教授說：「痰濕質是由於機體水液停止不化而導致痰和濕凝聚在一起，所以出現黏滯、重濁等主要特徵的體質狀態。」^{（3）}因此，他把痰濕質的人稱為「痰派」。

那麼，什麼是「痰」？什麼又是「濕」呢？首先說人正常的水液代謝過程，食物和水進入人體後，經過脾氣的運化，變成津液等精微物質，傳送到人體各個部分。津液，就是人體內一切正常水液的總稱。如果脾的功能出現了疲軟，喝進的水和食物不能正常地被吸收，轉化為有利於人體的津液，它們就變成了水濕，停留在體內，成了累贅。水濕停聚過多就成了飲，飲積聚過多，又受熱邪的熬煉，就成了痰。這就是中醫說的「濕聚為水，積水成飲，飲凝成痰」。痰濕就是脾運化水濕功能失調後的病理產物。

中醫的「痰」有狹義與廣義之分。狹義的痰，就是從呼吸道排除的痰。廣義的痰，是指上述人體水液代謝過程中不能暢通而產生的廢物，隨著氣血的運行而流竄全身，位置不定，會引起許多疾病，故中醫有「百病皆由痰作祟」之說。自然，痰濕質或「痰派」的痰，主要是這廣義的「痰」。它具有黏膩、阻滯的特性，形成後就會

留滯在體內。比如脂肪，就具有「痰」的污垢、黏滯的特性，因此痰濕質的人在體形上大多數是肥胖的，尤其是肚子大，這類人容易得糖尿病、高血壓和高血脂等症。

我們先觀察痰濕質的總體樣本的出生時空結構平均值：

痰濕質	甲	乙	丙	丁	戊	己	庚	辛	壬	癸
總體	-0.26	-0.55	-0.85	0.87	1.08	0.42	-0.05	0.44	0.16	-1.29

痰濕質	燥濕度	差異度	干值	跨距
總體	0.88	4.6	0.21	2.37

表 5.11 痰濕質（總體）時空結構數值表

它們先天的五行分布以及五臟氣機模型圖如下：

痰濕質	木	火	土	金	水
總體	-0.81	0.02	1.51	0.39	-1.12

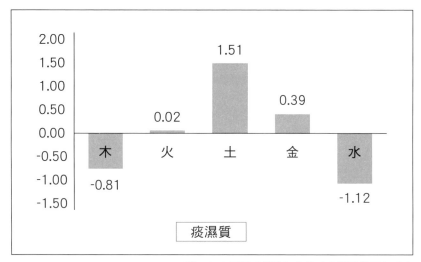

圖 5.9 痰濕質（總體）先天時空結構的五行分布

左升	中氣	右降
-0.79		-0.73

	肺	上焦	燥濕度
心	0.39	0.41	0.88
0.02			差異度
脾　0.42　胃　1.08		中焦 1.51	4.60
			干值
肝			0.21
-0.81	腎 -1.12	下焦 -1.93	跨距 2.37

圖 5.10 痰濕質（總體）先天五臟氣機圖

　　對以上圖表進行觀察，不難發現：（1）中土脾胃數值最大，其次是肺金；（2）上焦心肺強於下焦肝腎，機體顯然肝腎不足，腎水尤為不足。（3）胃強於脾，略嫌燥氣。這是總體數值平均值特點的顯現。

　　人體五臟跟「痰」相聯繫的，主要是肺、脾、腎。傅傑英說：「人體河流的上游、中游、下游，分別有肺、脾、腎三臟作為『水利樞紐』。其中脾『主運化水濕』，是重中之重，樞紐中的樞紐。脾運水濕的功能一旦不足，河流氾濫，痰濕形成，將會對人體全身產生影響。」[4]

　　上面總體基本式顯示，跟痰濕聯繫緊密的脾、肺、腎的數值，正好處於數據組的兩端：脾胃土值最大，肺金值次之，而腎水值最小。它的確指示了這些臟腑功能的狀況。然而，當我們將此數值結構跟痰濕質整體樣本（107 例）做比較（即做相關性運算），相關系數高於 0.65 的只有 69 例（佔 64.5%），看來它還不能概括全貌。要想以此做全面「預測」是有困難的。於是，我們深入案例數據內部，進一步發掘痰濕質的「變體」情況。

運用前述的方法，進一步考察，我們得到以下四組痰濕質的「變體」：

痰濕質	甲	乙	丙	丁	戊	己	庚	辛	壬	癸
A	-1.57	-7.49	0.87	-3.76	16.39	-11.28	4.71	4.60	-2.97	-1.88
B	7.19	15.41	-4.88	-7.02	-3.61	-7.25	1.37	-5.05	3.02	0.14
C	-1.53	-7.38	-0.70	-2.96	-2.52	-2.99	3.64	-5.09	13.34	6.18
D	-3.91	-6.51	0.42	1.82	-2.54	1.18	6.22	11.31	-2.76	-6.35

痰濕質	燥濕度	差異度	干值	跨距
A	7.97	39.41	37.25	27.67
B	-5.30	23.30	6.86	22.66
C	-5.26	24.46	24.46	20.72
D	-0.80	16.41	-4.02	17.83

表 5.12 痰濕質小類時空結構數值表

再進一步表現為五行和五臟的分布：

陰虛質	木	火	土	金	水
A	-9.06	-2.89	5.11	9.31	-4.85
B	22.60	-11.90	-10.86	-3.68	3.16
C	-8.91	-3.66	-5.51	-1.46	19.52
D	-10.42	2.24	-1.36	17.54	-9.10

陰虛質	肝	心	脾	胃	肺	腎
A	-9.06	-2.89	-11.28	16.39	9.31	-4.85
B	22.60	-11.90	-7.25	-3.61	-3.68	3.16
C	-8.91	-3.66	-2.99	-2.52	-1.46	19.52
D	-10.42	2.24	1.18	-2.54	17.54	-9.10

我們觀察這四種變體：

A 類，它對全體案例的覆蓋率是 40.1%（相關系數在 6.5 以上）。它跟上述總體基本式比較接近，也是土金甚旺。不過，要請注意的是，這裡的土主要是陽土——戊胃，數值高達 16.39，但脾土己值卻很弱（-11.28），説明能納食而不能運化，這是痰濕形成的主要原因。此外，戊土值再加上肺金值，竟然成了這四個「變體」中唯一燥濕度為正值（＋7.97）的一個，表現出很強的土金燥氣來，燥氣影響了肺的功能，「肺為貯痰之器」，肺濁停肺，肺失宣降，可能加劇了痰阻機體的情況。

其他三類燥濕度都是負值，有水濕狀態。

B 類，覆蓋率是 33.6%。這個結構是肝木獨旺，肝木為 22.6，而中土脾胃數值為 -10.86，同時心火也弱（-11.9）。這樣，旺木伐土，中焦土勢頹敗。「脾為生痰之源」，痰濕困脾，丟失了它的運化功能。

C 類，覆蓋率是 35.5%。這個結構是腎水獨旺，肝木弱，中土也弱。於是，旺水蕩土，土氣渙散。痰濕內盛，陽氣內困，運化失健。

D 類，覆蓋率是 33.6%。這是肺金獨旺（17.54），過猶不及，肺失宣降。

這四個小類，都是從案例統計中歸納出來的，它們從不同角度反映了痰濕質機體內部不同的構成因素。

□ 7 · 濕熱質

濕熱質（F 型）的定義是：以濕熱內蘊為主要特徵的體質狀態。

體質特徵：（1）形體特徵：形體偏胖。（2）常見表現：主項，平素面垢油光，易生痤瘡、粉刺，舌質偏紅，苔黃膩，容易口苦口乾，身重困倦。副項，心煩懈怠，眼筋紅赤，大便燥結，或黏滯，小便短赤，男易陰囊潮濕，女易帶下量多，脈象多見滑數。（3）心理特徵：性格多急躁易怒。（4）對外界環境適應能力：對濕環境或氣溫偏高，尤其夏末秋初，濕熱交蒸氣候較難適應。（5）發病傾向：易患瘡癤、黃疸、火熱等病證。

王琦教授乾脆把濕熱體質稱為「是面色油膩，長痘長瘡的那一種」，或者説是「長痘派」。

從體質測試看，濕熱質大多是年輕人，男性居多。這跟王琦團隊流行病學調差結果是一致的。《中醫體質學研究和應用》中説：「課題組在全國進行流行病學調查發現，從性別上看，男性濕熱體質佔 11.25%，明顯高於女性的 6.84%。這可能與遺傳因素及男性的飲食習慣、煙酒嗜好等有關。」[5]

我們就看以下 71 年後出生的、測試為濕熱質人的先天時空結構的平均值數據：

濕熱質	甲	乙	丙	丁	戊	己	庚	辛	壬	癸
71 年後出生	-2.52	1.53	-2.26	-0.63	-3.01	1.70	-0.17	3.31	0.67	1.37

濕熱質	燥濕度	差異度	干值	跨距
71 年後出生	-4.57	14.57	-14.57	6.33

表 5.13 濕熱質（71 年後出生）時空結構數值表

它們先天的五行分布以及五臟氣機模型圖如下：

濕熱質	木	火	土	金	水
71 年後出生	-0.99	-2.90	-1.31	3.15	2.04

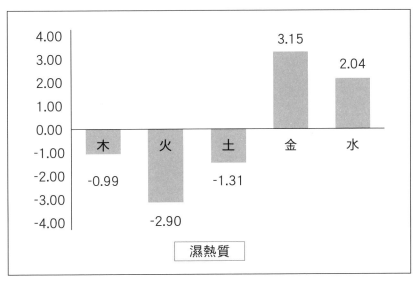

圖 5.11 濕熱質（71 年後出生）先天時空結構的五行分布

左升		中氣		右降		
-3.89				5.19		
				肺	上焦	燥濕度
				3.15	0.25	-4.57
心						差異度
-2.90					中焦	14.57
	脾	胃			-1.31	干值
	1.70	-3.01				-14.57
肝						跨距
-0.99				腎	下焦	6.33
				2.04	1.05	

圖 5.12 濕熱質（71 年後出生）先天五臟氣機圖

觀察以上圖表，可以發現：（1）金水重而木火衰，火尤衰。（2）中土不旺，且脾強胃弱，故濕重。（3）左升不足，右降有餘。（4）燥濕度為負值，干值（陽干－陰干）為 -14.57，顯然陰氣重於陽氣。

這個基本式刻畫了濕熱質先天體質陰濕重的一面，由於它在整個樣本中的覆蓋率是 52.7%（相關系數在 0.65 以上），顯然還不是濕熱質的時空結構的全貌。我們必須進　步地挖掘下去。

使用前文所述的方法，我們發現了以下三個濕熱質的時空結構數值的變體：

濕熱質	甲	乙	丙	丁	戊	己	庚	辛	壬	癸
A	-3.23	-1.60	-1.28	-1.92	-5.23	4.00	2.02	15.43	-5.74	-2.45
B	2.16	8.10	-1.14	3.41	-2.34	0.08	-4.19	-2.00	-0.99	-3.09
C	16.00	0.03	-3.74	-2.25	-5.45	-3.17	-6.65	-4.20	11.11	-1.68

濕熱質	燥濕度	差異度	干值	跨距
A	-2.49	28.19	-26.92	21.16
B	3.18	17.20	-13.01	12.29
C	-6.20	34.99	22.54	22.65

表 5.14 濕熱質小類時空結構數值表

再進一步表現為五行和五臟的分布：

濕熱質	木	火	土	金	水
A	-4.84	-3.20	-1.23	17.45	-8.19
B	10.25	2.27	-2.26	-6.20	-4.08
C	16.03	-6.00	-8.62	-10.85	9.42

濕熱質	肝	心	脾	胃	肺	腎
A	-4.84	-3.20	4.00	-5.23	17.45	-8.19
B	10.25	2.27	0.08	-2.34	-6.20	-4.08
C	16.03	-6.00	-3.17	-5.45	-10.85	9.42

觀察以上三種變體，它們有一個共同之處，就是中土脾胃較弱。就己脾和戊胃來說，又是脾強胃弱，這就為機體形成內濕創造了條件。另一方面，差異度、干值、跨距等數值都很高，這是顯現五臟偏頗的指標。下面我們分類討論：

A 類，是肺金獨旺，腎水不足，金氣為燥；中土脾強胃弱，濕重。這是燥濕交織的狀況。

B 類，木火旺，肝木尤旺；但腎水不足，肺金尤衰。水不能滋潤強木，金不能剋削強木，木鬱則橫伐脾土，脾運失利，濕熱鬱蒸。熱或重於濕。它展現了木火旺構成濕熱的一面。

C 類，水木旺，下盛而上虛，中土甚衰，脾衰而水木鬱。這裡顯露了脾虛而水濕不運的一面。

A 類在濕熱質總體（74 例）的覆蓋率為 54%（相關系數在 0.65 以上）；B 類的覆蓋率是 55.4%；這兩者的覆蓋率都勝於以上 71 年後出生人的濕熱質的基本式。C 類的覆蓋率是 36.5%，小於前述的三種。它們反映了測試為濕熱質的人先天體質的不同構成。

當然，也有學者認為：「濕熱體質通常是過渡性體質，在青壯年身上多見。……到中老年以後就逐漸分化了：有的人可能吃多了利尿去濕、清熱解毒的藥以後轉化為陰虛體質；而有的人則慢慢把陽氣傷了，轉變為氣虛、陽虛或者痰濕體質。到了老年，也有濕熱體質，但已經不是主要的了，很少人到了老年還是以濕熱體質為主。」[6] 從調查的資料看，尤其是女性，這個趨向是比較顯著的。

■ 8 · 血瘀質

血瘀質（G 型）的定義是：體內有血液運行不暢的潛在傾向或淤血內阻的病理基礎，以血瘀表現為主要特徵的體質狀態。

體質特徵：（1）形體特徵：瘦人居多。（2）心理特徵：性格內鬱，性情不快易煩，急躁健忘。（3）常見表現：主項，平素面色晦暗，皮膚偏黯或色素沉著，容易出現瘀斑，易患疼痛，口唇暗淡或紫，舌質黯有瘀點，或片狀瘀斑，舌下靜脈曲張，脈象細澀或結代。副項，眼眶黯黑，鼻部黯滯，髮易脫落，肌膚乾或甲錯，女性多見痛經、閉經、或經色紫黑有塊、崩漏。（4）對外環境適應能力：不耐受風邪、寒邪。（5）發病傾向：易患出血、癥瘕、中風、胸痺等病。

對於血瘀質體質，王琦教授把它比作「身體裡的『河流』不純淨了，河道裡有了淤泥。」於是，河流出現了堵塞，人臉上也會長出斑點，王琦團隊稱其為「長斑派」。

王琦團隊從他們的體質「流行病學調查」中發現，在兩萬例「流調」的人群中，血瘀質佔 7.9%。「每一個年齡段都有，並且隨著年齡的增高而增多。」[7] 我們就從 71 年前出生、現今 45 歲以上的測試為血瘀質的人的出生時空結構下手。下面是他們時空結構數組的平均數值表：

血瘀質	甲	乙	丙	丁	戊	己	庚	辛	壬	癸
71 年前出生	1.20	1.91	0.56	4.17	-2.55	-1.08	-1.42	1.61	0.32	-4.72

血瘀質	燥濕度	差異度	干值	跨距
71 年前出生	3.49	13.85	-3.78	8.88

表 5.15 血瘀質（71 年前出生）時空結構數值表

它們先天的五行分布以及五臟氣機模型圖如下：

血瘀質	木	火	土	金	水
71 年前出生	3.11	4.73	-3.64	0.18	-4.40

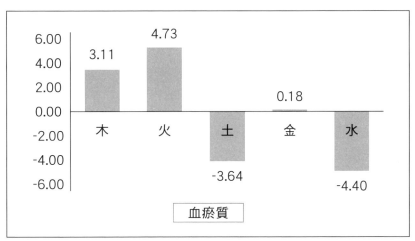

圖 5.13 血瘀質（71 年前出生）先天時空結構的五行分布

左升	中氣	右降			
7.84		-4.21			
			肺	上焦	燥濕度
心			0.18	4.92	3.49
4.73					差異度
	脾	胃		中焦	13.85
	-1.08	-2.55		-3.64	干值
肝					-3.78
3.11					跨距
			腎	下焦	8.88
			-4.40	-1.29	

圖 5.14 血瘀質（71 年前出生）先天五臟氣機圖

觀察以上圖表，它具有這樣的特徵：（1）木火旺，土衰，水更衰。如果把腎水比作河床裡的水，現在快要乾涸了。而中焦脾胃虛弱，成了淤泥；而天空卻是烈日炎炎，要烤乾河床裡的淺水。（2）肺金也弱，心火偏旺，水之源頭也已虛弱不堪了。（3）結構偏燥，差異度為 13.85，偏頗傾向明顯。

　　當然，這個基本式可以反映血瘀質人的先天時空結構的一些面貌，但還不是全貌，因為它對整個樣本（52 例）的覆蓋率僅佔 48%。我們必須做進一步的挖掘。

　　使用前文運用的方法，我們發現了以下四個血瘀質的時空結構數值的變體：

血瘀質	甲	乙	丙	丁	戊	己	庚	辛	壬	癸
A	0.46	6.76	1.18	0.31	-7.17	-6.21	0.40	17.68	-4.05	-9.36
B	0.95	16.63	1.55	7.61	-7.47	2.46	-5.82	-7.16	-4.65	-4.10
C	0.11	-6.57	-1.10	11.41	7.39	4.06	-7.06	0.34	-5.19	-5.40
D	3.96	-4.99	0.02	-1.03	-2.21	-8.75	4.69	-1.65	14.64	-4.70

血瘀質	燥濕度	差異度	干值	跨距
A	-1.63	30.71	-18.35	27.04
B	8.55	33.57	-30.87	24.10
C	13.10	30.14	-9.68	18.47
D	-5.25	42.20	42.20	23.38

表 5.16 血瘀質小類時空結構數值表

再進一步表現為五行和五臟的分布：

血瘀質	木	火	土	金	水
A	7.21	1.49	-13.38	18.08	-13.41
B	17.57	9.16	-5.02	-12.98	-8.75
C	-6.46	10.30	11.45	-6.72	-10.59
D	-1.02	-1.01	-10.95	3.03	9.94

血瘀質	肝	心	脾	胃	肺	腎
A	7.21	1.49	-6.21	-7.17	18.08	-13.41
B	17.57	9.16	2.46	-7.47	-12.98	-8.75
C	-6.46	10.30	4.06	7.39	-6.72	-10.59
D	-1.02	-1.01	-8.75	-2.21	3.03	9.94

我們來觀察這四個變體。A 類在樣本中的覆蓋率是 44.2%（相關系數在 6.5 以上）；B 類的覆蓋率是 42.3%；C 類的覆蓋率是 36.5%；D 類的覆蓋率是 30.7%。雖然它們各自的覆蓋率不同，但從各個角度反映了血瘀質人的先天基礎。

A 類，是肺金最旺，接下來是木火，脾胃土和腎水最弱。兩個弱者的組合，確有河道乾涸堵塞之象。差異度和跨距也都攀升到了高值，結構偏頗特徵明顯。

B 類，木火旺，肝木尤旺，肺腎金水皆弱，結構偏燥；中土也衰，肺最弱，肺主氣，氣行則血行，氣滯則血滯，體內氣不足，如何推動血行走呢？

C 類，是火土旺，金水衰，也是燥象，水被熬乾了。同樣，差異度與跨距升到了高值。

D 類，跟以上的都不同，它是金水旺，木火衰，脾胃更衰，雖然它的覆蓋率並不高，但它也反映了一種情況，那就是寒濕過了頭，血液也走不動了，所謂「寒凝血滯」。

在九種體質中，血瘀雖然是一個小類，要比較全面地刻畫它，倒也並不容易。此外，需要注意的是，血瘀質女性多見。女子以血為本，以肝為先天，有經、帶、胎、產、乳等生理特點，因此容易導致氣虛無力運血，或氣滯影響血行，形成血瘀體質。這從我們樣本中男、女血瘀質人數比例上可以看到。

9 · 氣鬱質

氣鬱質（H型）的定義是：由於長期情志不暢、氣機鬱滯而形成的以性格內向不穩定、憂鬱脆弱、敏感多疑為主要表現的體質狀態。

體質特徵：（1）形體特徵：形體偏瘦。（2）心理特徵：性格內向不穩定，憂鬱脆弱，敏感多疑。（3）常見表現：主項，平素憂鬱面貌，精神多煩悶不樂。副項，胸脅脹滿，或走竄疼痛，多伴善太息，或噯氣呃逆，或咽間有異物感，或乳房脹痛，睡眠較差，食慾減退，驚悸怔忡，健忘，痰多，大便偏乾，小便正常，舌淡紅，苔薄白，脈象弦細。（4）對外環境適應能力：對精神刺激適應能力較差，不喜歡陰雨天氣。（5）發病傾向：易患鬱證、臟躁、百合病、不寐、梅核氣、驚恐等病證。

對氣鬱體質，張秀勤在《體質和五臟養生》中談到氣鬱質者有三大特點：第一個特點是長吁短嘆，第二個特點是太在乎外界的評價，第三個特點是過於追求完美。她認為，人之所以會「心眼」小，肝臟的健康與否起著決定作用。

氣鬱質在樣本中共有 81 例，其中 71 年前出生、45 歲以上的有 28 例，71 年後出生、45 歲以下的有 53 例，似乎在現代社會，氣鬱質的人年輕化了。我們就從 45 歲以下的測試為憂鬱質的人的時空結構下手。下面是他們時空結構數組的平均數值表：

氣鬱質	甲	乙	丙	丁	戊	己	庚	辛	壬	癸
71 年後出生	3.50	4.22	1.49	1.19	-2.67	1.39	-3.11	-2.96	-1.78	-1.27

氣鬱質	燥濕度	差異度	干值	跨距
71 年後出生	3.30	5.75	-5.17	7.33

表 5.17 氣鬱質（71 年後出生）時空結構數值表

它們先天的五行分布以及五臟氣機模型圖如下：

氣鬱質	木	火	土	金	水
71 年後出生	7.71	2.68	-1.28	-6.07	-3.05

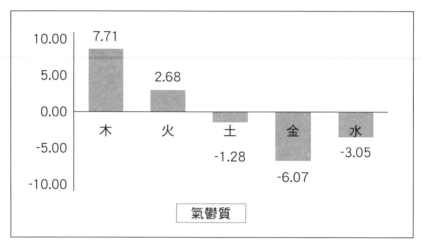

圖 5.15 氣鬱質（71 年後出生）先天時空結構的五行分布

左升		中氣		右降		
10.39				-9.12		
				肺	上焦	燥濕度
心				-6.07	-3.39	3.30
2.68						差異度
	脾	胃		中焦		5.75
	1.39	-2.67		-1.28		干值
肝						-5.17
7.71				腎	下焦	跨距
				-3.05	4.66	7.33

圖 5.16 氣鬱質（71 年後出生）先天五臟氣機圖

觀察以上圖表，它的確顯露了《體質和五臟養生》所説的氣鬱質跟「起著決定作用」的肝臟的聯繫。在中醫原理上，肝主疏泄，主人的氣機的升降與調暢，進而影響人的精神、情志的狀態。王琦教授打過這樣的比喻：「肝『氣』一旦鬱結，就好像一棟大樓的電梯癱瘓了，上面的人下不來，下面的人也上不去，全都堵了。」[8] 在這個基本式裡，肝木是最旺的（7.71）。同時，整個結構是木火旺、金水衰。肺金衰，則氣機不暢。腎水弱，則不能潤木，容易引起肝氣鬱結，於是燥木凌土，引起整個機體功能不暢。

　　然而，這個基本式並不能覆蓋整個樣本，它的覆蓋率很低，僅 34.5%（在相關系數 0.65 以上）。它只刻畫了測試為氣鬱質人的先天時空結構數組現象的一個方面。跟探討前述體質一樣，我們必須進一步做深入考察。

　　應用前文同樣的方法，我們發現了以下三個氣鬱質的時空結構數值的變體：

氣鬱質	甲	乙	丙	丁	戊	己	庚	辛	壬	癸
A	-1.46	-5.01	-6.55	-4.02	-0.66	11.73	1.99	10.34	-4.73	-1.65
B	6.79	23.92	-5.02	-0.40	-6.57	-1.26	-6.65	-6.79	-2.70	-1.32
C	-3.52	-4.63	9.90	16.29	-1.70	1.97	-3.30	-4.23	-5.23	-5.56

氣鬱質	燥濕度	差異度	干值	跨距
A	-7.36	29.90	-22.80	18.28
B	-0.64	28.58	-28.29	30.71
C	18.37	12.42	-7.69	21.84

表 5.18 氣鬱質小類時空結構數值表

再進一步表現為五行和五臟的分布：

氣鬱質	木	火	土	金	水
A	-6.46	-10.57	11.07	12.32	-6.38
B	30.71	-5.43	-7.83	-13.44	-4.02
C	-8.15	26.19	0.27	-7.53	-10.79

氣鬱質	肝	心	脾	胃	肺	腎
A	-6.46	-10.57	11.73	-0.66	12.32	-6.38
B	30.71	-5.43	-1.26	-6.57	-13.44	-4.02
C	-8.15	26.19	1.97	-1.70	-7.53	-10.79

這三類，A 類在樣本中的覆蓋率是 50%（相關系數在 0.65 以上），B 類是 43.2%，它們都超過了上面 71 年後出生資料的基本式；C 類是 19.7%，覆蓋率較小。可見，氣鬱質「底層」也比較複雜。它們絕非一對一或一對二那麼簡單。

觀察這三個變體：A 類是土金旺，強金伐肝木，肝氣不足，或者下陷，造成鬱滯。同時，心火最弱。中土是脾強胃弱，脾濕甚重，這為肝氣鬱滯創造了條件。

B 類，是肝木獨旺，金水衰，金尤衰。木旺無金制約，無水滋潤。跟上述 71 年後出生的基本式不同，這個結構中心火也弱，木無宣泄。真是肝木偏亢之象！

C 類，是心火獨旺，水木衰，金也衰。旺火剋肺金，肺金受制，氣不足，自然容易氣滯。雖然這個變體的覆蓋率不高，但也與氣機調暢有關。

■ 10・特稟質

特稟質（I型）的定義是：由於先天稟賦不足和稟賦遺傳等因素造成的一種特殊體質。包括先天性、遺傳性的生理缺陷與疾病，過敏反應等。

體質特徵：（1）形體特徵：無特殊，或有畸形，或有先天生理缺陷。（2）心理特徵：因稟質特異情況而不同。（3）常見表現：遺傳性疾病有垂直遺傳，先天性、家族性特徵；胎傳性疾病為母體影響胎兒個體成長發育及相關疾病特徵。（4）對外環境適應能力：適應能力差，如過敏體者對過敏季節適應能力差，易引發宿疾。（5）發病傾向：過敏體質者易藥物過敏，易患花粉症；遺傳疾病如血友病、先天愚型及中醫所稱「五遲」、「五軟」、「解顱」等；胎傳疾病如胎寒、胎熱、胎驚、胎肥、胎癎、胎弱等。

王琦教授在《人分九種》中説：「特稟質，顧名思義，就是一類體質特殊的人群。主要包括三種：第一種是遺傳病體質，指由於先天性和遺傳因素造成的一種體質缺陷。……第二種是胎傳體質，就是母親在妊娠期間所受的不良影響傳到胎兒所造成的一種體質。……最後一種是過敏體質。」「九種體質中，受稟賦遺傳因素影響最大的是特稟質。」[9]

顯然，特稟質是一種比較複雜的體質類型。下面我們就來考察測試為特稟質的人的先天時空結構的特徵。

我們收集到特稟質的案例共 145 例，其中 71 年前出生的有 40 例，71 年後出生的有 105 例。可見，特稟質在年輕的人群裡有增加的趨勢。下面我們分別羅列特稟質總體樣本和 71 年前出生人的時空結構數組的平均值

特稟質	甲	乙	丙	丁	戊	己	庚	辛	壬	癸
總體	-1.59	0.73	-1.88	0.26	-0.55	0.22	0.16	0.42	2.02	0.20
71 年前出生	-1.96	-1.05	-1.77	0.91	3.62	2.08	0.09	-0.17	0.60	-2.36

特稟質	燥濕度	差異度	干值	跨距
總體	-2.65	7.30	-3.66	3.89
71 年前出生	-0.30	8.36	1.18	5.99

表 5.19 特稟質（總體及 71 年前出生）時空結構數值表

它們先天的五行分布如下：

特稟質	木	火	土	金	水
總體	-0.86	-1.62	-0.33	0.58	2.21
71 年前出生	-3.00	-0.86	5.70	-0.09	-1.76

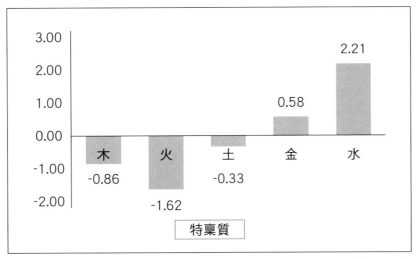

圖 5.17 特稟質（總體）五行分布

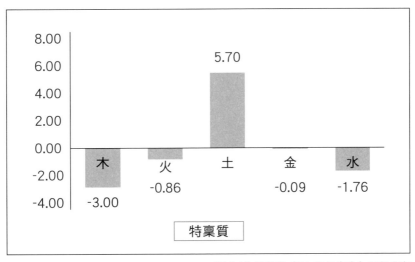

圖 5.18 特稟質（71 年前出生）五行分布

比較以上特稟質總體和 71 年前出生的時空結構平均值，發現它們的差異還是很大的。前者是金水旺，木火衰，中土也衰；後者是中土獨旺，水木衰。它們展現了，由於特稟質的成因包括了先天稟賦因素、遺傳的因素或環境的因素、藥物的因素，它在形體、生理、心理、甚至病理諸方面存在諸多差異，病機各異，因此，它的先天體質基礎也存在著很大的差異性。

於是，我們從兩個方面深入特稟質案例內部去做分析。一個方面是從中土脾胃下手，觀察脾數值大於胃數值、或胃數值大於脾數值的情況，這是我們在《探索》一書中就已經觀察到的特稟質的一種特殊現象；另一方面，是觀察木火數值與金水數值是對比。這樣，得到了四個變體：A 類是（戊＞己）；B 類是（己＞戊）；C 類是（木火＞金水）；D 類是（金水＞木火）。統計結果如下：

特稟質	甲	乙	丙	丁	戊	己	庚	辛	壬	癸
A	-1.77	0.00	-1.98	0.23	5.18	-5.65	1.02	-0.06	2.62	0.41
B	-1.40	1.45	-1.77	0.28	-6.20	6.01	-0.68	0.89	1.42	-0.01
C	0.64	4.39	2.62	3.58	-0.26	1.79	-3.34	-4.76	-1.52	-3.15
D	-3.72	-2.78	-6.19	-2.93	-0.83	-1.28	3.52	5.39	5.41	3.40

特稟質	燥濕度	差異度	干值	跨距
A	-0.70	18.10	10.14	10.83
B	-4.58	20.12	-17.27	12.21
C	5.66	9.80	-3.70	9.15
D	-10.63	8.53	-3.62	11.60

表 5.20 特稟質小類時空結構數值表

再進一步表現為五行和五臟的分布：

特稟質	木	火	土	金	水
A	-1.77	-1.75	-0.47	0.96	3.03
B	0.05	-1.49	-0.19	0.21	1.41
C	5.03	6.20	1.52	-8.10	-4.66
D	-6.50	-9.12	-2.11	8.91	8.81

特稟質	肝	心	脾	胃	肺	腎
A	-1.77	-1.75	-5.65	5.18	0.96	3.03
B	0.05	-1.49	6.01	-6.20	0.21	1.41
C	5.03	6.20	1.79	-0.26	-8.10	-4.66
D	-6.50	-9.12	-1.28	-0.83	8.91	8.81

以上四個變體在特稟質總體（145 例）的覆蓋率（相關系數在 0.65 以上）分別是：A 類是 42.7%；B 類是 57.2%；C 類是 33.1%；D 類是 31.0%。其中 B 類最高。前面總體和 71 年前出生的基本式的覆蓋率分別是 62.7% 和 51.7%。

我們進一步研究這些變體。A 類和 B 類的五臟氣機模型如下：

左升	中氣		右降		
-3.53			3.98		
			肺	上焦	燥濕度
心			0.96	-0.80	-0.70
1.75					差異度
	脾	胃		中焦	18.10
	-5.65	5.18		-0.47	干值
					10.14
肝			腎	下焦	跨距
-1.77			3.03	1.25	10.83

圖 5.19 特稟質 A 類五臟氣機圖

左升	中氣		右降		
-1.44			1.62		
			肺	上焦	燥濕度
心			0.21	-1.28	-4.58
-1.49					差異度
	脾	胃		中焦	20.12
	6.01	-6.20		-0.19	干值
					-17.27
肝			腎	下焦	跨距
0.05			1.41	1.46	12.21

圖 5.20 特稟質 B 類五臟氣機圖

　　兩幅氣機圖展示的中焦數值都不大，然而差異卻很大。它們都是脾、胃對立。A類脾弱胃強，B類正相反：脾強胃弱。前文已經提到，這是我在《探索》一書中發現的一個十分有趣的現象。

除了脾、胃對立之外，其他方面差異並不大，都是下盛上虛，都是左弱右強。A 類和 B 類所反映的特稟質的特點，顯然是這個體質類型的重要特徵，兩者相加的覆蓋率幾乎要覆蓋整個樣本了。

C 類和 D 類的比較，前者是木火盛，金水弱，肺金尤弱；後者是金水盛，而木火弱，心火尤弱。中土脾胃數值不大。

在九種體質中，特稟質被強調為跟遺傳因素和先天因素最為緊密的一種體質。《中醫體質學研究與應用》指出：「當父母都是過敏體質時，其子女可有 70% 獲得過敏體質；單純母親是過敏體質，其子女有 50% 的遺傳機會；單純父親是過敏體質，其子女有 30% 的遺傳機會，充分體現過敏體質的形成中，遺傳因素的重要作用。」[10]

注釋：

1　體質定義和特徵，都取自於《中醫體質學研究和應用》，第 45-51 頁。以下同。

2　見《解密中國人的九種體質》，第 5 頁。

3　《九種體質使用手冊》，第 87 頁。

4　見《中醫體質養生》，第 113 頁。

5　《中醫體質學研究和應用》，第 249 頁。

6　傅傑英：《中醫體質養生》，第 138 頁。

7　《解密中國人的九種體質》，第 123 頁。

8　《解密中國人的九種體質》，第 167 頁。

9　《人分九種》，第 122-123 頁。

10　《中醫體質學研究與應用》，第 255 頁。

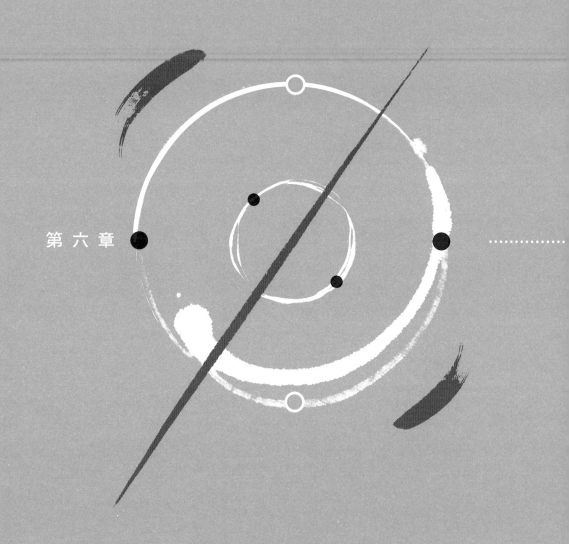

第 六 章

……先天體質識別和保健(

◼ 1 · 先天體質類型的程序識別

有了以上九種體質「深層」的基本式，我們就可以用它們來測算人的先天體質類型了。

我們做出判斷的方法是：

（1）將測試者的出生時間先轉換為他出生時空結構的由 14 數值組成的先天體質數組表述式。這個表述式反映了他的自然稟賦。

（2）將這個數組與我們已取得的以上體質類型基本式做比較運算，看它與哪一個或哪幾個基本式最接近。最接近的那個，可以看作是測試者的先天體質類型。其他數值比較接近的基本式可以酌情判斷為他先天的「兼類」體質或體質「傾向」。

由於男女性別的差異，我們首先把以上取得的體質基本式分列為兩張數據表。在陰虛質、血瘀質和氣鬱質方面，測試中男性出現的頻率遠少於女性，因此，在男性先天體質基本式表中，對於這些體質類型，我們取「略述」的方式，僅羅列它們的主要基本式。關於女性，我們的測試結果表明，對於痰濕質和濕熱質這兩種體質，它們的出現頻率相對較低，我們也取同樣「略述」的方式，只羅列代表性的基本式。

這裡，我們使用統計學中的相關分析來進行比較工作。相關分析是對兩個變量間的相關關係進行分析，通過計算兩個變量之間的相關系數，對兩個變量之間是否顯著相關做出判斷。相關系數的值在 +1 到 -1 之間，值大於 0 的是正相關，值小於 0 的是負相關。數值絕對值愈大，表示相關程度愈高。這是一種比較簡潔的方法。本書使用這種統計方法，是為了顯現數據之間的相互關係。[1]以下就用它來標記測試者的先天體質表述式與已設定的體質類型數組之間的相關程度。

下面是具體的預測例子：

在前文中，我們曾舉過一個案例（95）——男性，1949 年 10 月 30 日（農曆

九月初九）22:12 出生，他的四柱結構是：己丑（年），甲戌（月），癸巳（日），癸亥（時辰）。

通過程序，我們把這個出生時的時空結構轉換為以下的數值結構表述式（見上文第四章第 2 節）：

x1	x2	x3	x4	x5	x6	x7	x8	x9	x10
甲	乙	丙	丁	戊	己	庚	辛	壬	癸
0.47	-9.36	-4.74	-8.30	4.11	12.57	-5.10	2.37	-0.91	13.61

x11	x12	x13	x14
燥濕度	差異度	干值	跨距
-14.30	39.10	-12.31	22.97

我們再把這個標記案例（95）的先天體質的數組輸入「先天體質類型（男性）識別」程序，讓它與已設置的男性體質類型基本式做出相關系數運算，其結果如下：

體質類型	基本式	相關系數	1	2	3	4	1	2	3	4
1	平和總	0.4296	0	0	0	0				
2	平和前	0.3082	0	0	0	0				
3	平和後	0.4998	0	0	0	0				
4	氣虛總	0.6142	0	0	0	0				
5	氣虛 A	0.8597	0	0	0.8597	0			氣虛 A	
6	氣虛 B	0.5566	0	0	0	0				
7	氣虛 C	0.6564	0	0	0	0				

8	陽虛總	0.8744	0	0.8744	0	0	陽虛總
9	陽虛 A	0.9274	0.9274	0	0	0	陽虛 A
10	陽虛 B	0.7863	0	0	0	0	
11	陽虛 C	0.7540	0	0	0	0	
12	陰虛前	0.4039	0	0	0	0	
13	痰濕總	0.6737	0	0	0	0	
14	痰濕 A	0.4093	0	0	0	0	
15	痰濕 B	0.5600	0	0	0	0	
16	痰濕 C	0.5226	0	0	0	0	
17	痰濕 D	0.6092	0	0	0	0	
18	濕熱後	0.7918	0	0	0	0	
19	濕熱 A	0.7360	0	0	0	0	
20	濕熱 B	0.6226	0	0	0	0	
21	濕熱 C	0.571	0	0	0	0	
22	血瘀前	0.5681	0	0	0	0	
23	氣鬱後	0.4695	0	0	0	0	
24	氣鬱 A	0.8567	0	0	0	0.8567	氣鬱 A
25	氣鬱 B	0.6168	0	0	0	0	
26	特稟總	0.8321	0	0	0	0	
27	特稟前	0.7268	0	0	0	0	
28	特稟 A	0.5720	0	0	0	0	
29	特稟 B	0.8203	0	0	0	0	
30	特稟 C	0.4755	0	0	0	0	
31	特稟 D	0.7188	0	0	0	0	

表 6.1 程序識別（男性）輸出

此表左側第一欄是參加運算的基本式編號，第二欄是基本式名稱，跟前文中的名稱一致，第三欄是案例（95）與各基本式做相關分析運算後得到的數值結果——相關系數。後面四欄是所選取數值最高的前四位數值，最後四欄是它們的體質名稱，也就是輸出的運算結果。

運算結果居於前四位的相關系數數值都很高，表示它們之間的相關程度都較大。相關系數最高的是「陽虛A」（0.9274），其次是「陽虛總」（0.8744），第三是「氣虛A」（0.8597），第四是「氣鬱A」（0.8567）。由於第一、第二位體質內容相同，即陽虛質；且第一位「陽虛A」，相關系數高於 0.9，所以，這個測試者的先天體質可以判定為「陽虛質」。居於第三、第四位的「氣虛」和「氣鬱」可以作為先天體質「傾向」來處理。這跟測試者自測結果是完全一致的。

下面，我們再取一位不在以上使用樣本中的測試者，做先天體質類型的預測。這是一位女性，出生時間是：1956 年 5 月 25 日早晨 7 點 45 分。

首先，求出她出生時間的四柱標記：丙申（年），壬辰（月），丁巳（日），辛亥（時辰）。然後，經過程序，這個出生時空結構轉換為以下的數據表述式：

甲	乙	丙	丁	戊	己	庚	辛	壬	癸
5.95	-4.82	0.20	1.79	8.01	-10.51	1.17	-1.84	18.35	-6.41

燥濕度	差異度	干值	跨距
-3.30	49.01	43.57	28.86

接著，我們把這個含有 14 個變量的數組輸入電腦，讓程序與我們已經設置的體質類型基本式進行相關分析，求出它們的相關系數來。下面是操作的結果：

體質類型	基本式	相關系數	1	2	3	4	1	2	3	4
1	平和總	0.8488	0	0	0	0				
2	平和前	0.5849	0	0	0	0				
3	平和後	0.9067	0	0	0.9067	0			平和後	
4	氣虛總	0.8285	0	0	0	0				
5	氣虛 A	0.6433	0	0	0	0				
6	氣虛 B	0.1466	0	0	0	0				
7	氣虛 C	0.5834	0	0	0	0				
8	陽虛總	0.2999	0	0	0	0				
9	陽虛 A	0.3101	0	0	0	0				
10	陽虛 B	0.3834	0	0	0	0				
11	陽虛 C	0.2239	0	0	0	0				
12	陰虛前	0.8709	0	0	0	0.8709				陰虛前
13	陰虛 A	0.6314	0	0	0	0				
14	陰虛 B	0.2320	0	0	0	0				
15	陰虛 C	0.4161	0	0	0	0				
16	痰濕總	0.6896	0	0	0	0				
17	濕熱後	0.1413	0	0	0	0				
18	血瘀前	0.4730	0	0	0	0				
19	血瘀 A	0.3208	0	0	0	0				
20	血瘀 B	0.1181	0	0	0	0				
21	血瘀 C	0.3954	0	0	0	0				
22	血瘀 D	0.9706	0.9706	0	0	0	血瘀 D			
23	氣鬱後	0.0701	0	0	0	0				
24	氣鬱 A	0.2113	0	0	0	0				
25	氣鬱 B	0.1434	0	0	0	0				
26	氣鬱 C	0.1750	0	0	0	0				
27	特稟總	0.4565	0	0	0	0				
28	特稟前	0.7290	0	0	0	0				

29	特稟 A	0.9417	0	0.9417	0	0	特稟 A
30	特稟 B	0.1999	0	0	0	0	
31	特稟 C	0.2982	0	0	0	0	
32	特稟 D	0.4529	0	0	0	0	

表 6.2 程序識別（女性）輸出

輸出結果，處於相關系數值前四個是：最高為「血瘀 D」（0.9706），其次為「特稟 A」（0.9417），再次為「平和後」（0.9067），第四位是「陰虛前」（0.8709）。根據這個輸出結果，對這位女性，我們可以判定她的先天體質是血瘀質和特稟質。因為第三位是平和質，第四位就可以略去。當然，也可以考慮為體質傾向。因為第一位血瘀質與第二位特稟質數值比較接近，相關系數都在 0.9 以上，我們可以把它們判定為先天體質是血瘀質，而特稟質作「兼類」處理，即此女士的先天體質是：血瘀質兼特稟質。

我請她做體質測試答卷。她使用「中醫體質分類與判定自測表」的自測結果是：

平和質	氣虛質	陽虛質	陰虛質	痰濕質	濕熱質	血瘀質	氣鬱質	特稟質
—	34.38	17.86	21.88	37.50	16.67	53.57	42.86	53.57

她當前測試的結果是：血瘀質兼特稟質、氣鬱質，同時具有痰濕質、氣虛質傾向。我們根據她的出生時空結構運算的結果，指出她的先天體質是血瘀質和特稟質，看來這樣的「預測」是正確的。顯然，血瘀質和特稟質是她的自然稟賦的基礎。

■ 2 · 先天體質的確認

　　既然每一個人通過體質自測表的填寫和計算就可以瞭解自己當前的體質狀況，為什麼我們還要提出「先天體質」的概念並對它進行預測？

　　這可以從兩個方面來說：

　　一個是理論片面。雖然中醫體質學一直強調先天稟賦對人體體質形成的決定性作用，但對它的具體形成卻始終語焉不詳，只是做「綱要」性的論說，並沒有提出中醫學方面的系統檢測方法，更談不上「量化」的研究了。這是一個重要的理論問題，值得做深入思考和研究。我們正是從「天人合一」的哲學理念高度，提出「先天體質」的概念，結合中華先人十分強調的自然稟賦的內容，挖掘它的時空構成，揭示它具有的陰陽五行的蘊含，嘗試賦予數量化的描寫。這是一個傳承和發揚中醫學根基和精粹的大膽嘗試。它確實是值得每一個愛好我們古老傳統文化的人去思考、去研究的課題。

　　另一個是實踐方面。如果我們知道自己的先天體質內涵，在中醫「治未病」方面就佔了「先機」；在管理自己的健康和疾病方面，就有了一定的主動權，有了「先見之明」。因為個人體質在生命過程中有變動性一面，但也有穩定性的一面。這個穩定性的一面，主要是跟人的先天稟賦相關聯。它反映了個人體質的核心內容，它是萬變不離其宗的「宗」。抓住了這個「宗」，也就是抓住了重點，抓住了具有穩定性的基礎。而且，我們發現，人過中年之後，他的體質無論後天因各種環境、主觀情緒等各方面的影響，發生了如何的變化，此時往往會向自己原有的先天稟賦屬性回歸。因此，發現人的先天體質所屬的類型，對於在實際生活中主動地維護自己的健康具有重要意義。

　　有了以上的測算程序，我們只要輸入自己的出生時間，瞬間就可以得到所屬的

先天體質的判定。接下來，就是確認工作：確認目前是否已在先天體質類型所體現的狀態之中了。

　　這個並不困難。此時，在已知自己所屬的先天體質類型的基礎上，只要回答有關此體質的外在表現狀態的幾個問題，就可以明確自己身體是否已「進入」這種體質類型所具有的「症狀」了。

　　比如，測算出自己屬陽虛質的，主要問自己是否比別人怕冷，這是陽虛質的主要特徵。如果自己確實比別人怕冷的話，再伴有手腳發涼，時常腹瀉，胃脘或背部、腰膝時感寒冷，那麼，此時陽虛質已經表現在你身上了。就那麼簡單，你就應該採取針對陽虛質的養生和保健對策了。

　　這裡再把第一章內所羅列的八種偏頗體質的「要素提煉」羅列於下：

　　　(1) 氣虛質：容易疲乏，聲音低落，喜歡安靜，容易感冒。

　　　(2) 陽虛質：手腳發涼，不耐寒冷，容易腹瀉，胃脘、背部或腰膝怕冷。

　　　(3) 陰虛質：手腳心發熱，口咽乾燥，大便乾燥，兩顴潮紅或偏紅。

　　　(4) 痰濕質：身體沉重感，腹部肥滿鬆軟，額部油脂分泌多，上眼瞼比別人腫。

　　　(5) 濕熱質：面部油膩感，易生痤瘡，口苦口臭，大便黏滯。

　　　(6) 血瘀質：面色晦暗或有褐斑，口唇顏色偏暗，皮膚不知不覺出現青紫瘀斑，容易忘事。

　　　(7) 氣鬱質：情緒低沉，精神緊張，多愁善感，容易受到驚嚇。

　　　(8) 特稟質：容易過敏，不感冒也會打噴嚏、流鼻涕、鼻塞，皮膚容易出現抓痕，起蕁麻疹。

　　只要根據自己的先天體質所屬類型，經常詢問自己是否具有以上羅列出來的各

種體質的兩、三個重要特徵，就可以瞭解自己的體質狀況，達到體質辨識的目的了。

比如上述女性（56 年生），電腦識別程序輸出結果是：血瘀質兼特稟質。那麼，詢問以下問題：

（1）面色晦暗或有褐斑；（2）口脣顏色偏暗；（3）皮膚不知不覺出現青紫瘀斑；（4）容易忘事。

以及：（1）容易過敏；（2）不感冒也曾打噴嚏、流鼻涕、鼻塞；（3）皮膚容易出現抓痕；（4）起蕁麻疹。

前者是血瘀質的「要素」；後者是特稟質的「要素」。只要她回答這些問題，就可以立刻判定自己是否已經具有這兩種體質的狀態了。先天體質預測程序的應用顯然使體質識別成為十分容易的事了。

◘ 3・偏頗體質的疾病傾向

　　既然瞭解了自己所屬的體質類型，尤其是確定了自己已經具有屬亞健康的 8 種偏頗體質的狀態了，那麼，接下來就應當瞭解這些偏頗體質可能導致的疾病。

　　以下是 8 種偏頗體質可能導致的疾病情況。[2]

B・氣虛體質容易導致的疾病

　　(1) 反復感冒：氣虛者抵抗力差，很容易感冒，而且感冒之後還不容易好。

　　(2) 內臟下垂：氣虛不能升提，肌肉韌帶無力，易致胃下垂、眼瞼下垂、子宮脫垂、脫肛等病症。

　　(3) 導致肥胖：氣虛易導致脾虛生痰濕，痰濕者容易脂肪代謝紊亂，過多的水分滯留在體內而致肥胖。

　　(4) 慢性炎症：氣虛者一旦染上炎症，很容易轉成慢性病，如慢性骨盆炎（女性）和慢性支氣管炎。

　　(5) 高血脂：因氣滯而導致血流不暢，減緩了血流速度，從而引發高血脂。

　　(6) 落枕：氣滯不暢，集中在某處就容易形成疼痛，如落枕、腹痛、頭痛等，通過按摩可緩解。

　　(7) 月經提前、量少：氣虛導致臟腑失調，從而引起月經紊亂，有時是提前，有時則是量少，但持續很長。

　　(8) 鼻咽癌：氣虛者經常感冒，從而導致反復的鼻炎，更容易感染鼻咽炎病毒。

　　(9) 排泄不順暢：氣虛者腸胃的蠕動功能變差，所以排便易不順暢，大便次數多但排便量並不多。氣虛者膀胱無力，容易導致小便次數多，排尿排不乾淨、多汗、月經崩漏、白帶過多等病症。

C · 陽虛體質容易導致的疾病

(1) 發胖：陽虛體質者食慾頗佳，但脂肪及水分代謝不正常，所以易發胖。

(2) 痛經宮寒（子宮寒冷）：陽虛女性常有痛經、月經延後、閉經等病症，需及時治療，否則容易導致子宮寒冷，甚至不孕。

(3) 骨質疏鬆：骨質疏鬆與腎關係密切，且腎主骨（骨頭及骨髓由腎氣所生），因此陽虛者到了更年期以後，易患骨質疏鬆。

(4) 風濕性關節炎：陽虛質受風、寒、濕邪（風、寒、濕三種造成人體生病的因素）侵襲，血脈不通，從而導致關節風濕疼痛，到中年以後尤其明顯。

(5) 水腫：因血液和體液等不能被身體利用及代謝，停滯在身體局部組織（如踝關節附近），便形成水腫。

(6) 性功能低下：陽虛者往往性功能低下，女性性慾冷談，男性出現陽痿、早泄、遺精……等病症。

D · 陰虛質容易導致的疾病

(1) 習慣性失眠：陰虛內熱者手、腳心及胸口發熱（五心煩熱），心煩不安，氣候、情緒、飲食、環境稍有改變就導致失眠。

(2) 便秘：陰虛者體內缺水，容易引起腸道功能下降，導致便秘，而且小便也是量少且黃，即使經常喝水也很難改善。

(3) 口腔潰瘍：陰虛內熱者體內火氣很大，容易上火，所有身體的黏膜都容易乾燥或破裂，從而引發潰瘍，如口腔潰瘍，而且陰虛內熱者皮膚乾燥，嘴唇容易開裂，更易產生口瘡。

(4) 經期縮短：陰虛內熱的女性往往會經期提前，經期縮短，如不及時治療，甚至會產生閉經。

（5）高血脂、高血壓：陰虛者雖然消瘦，但陰虛到一定程度，體內缺水過多，就會導致血液黏稠，血脂升高。

（6）糖尿病：糖尿病初期，一般都是以陰虛為主，總是口渴，但喝多少水也不解渴，而且口唇乾燥猶如泛起白霜。

（7）腫瘤：陰虛體質者長期精神壓抑再加上瘀血傾向，易患腫瘤，因此如果身體出現不明腫包、硬塊、硬結、便血等症狀時要特別注意，及時檢查。

（8）結核病：陰虛者氣血虛弱，陰液（血液及營養物質，包括了內分泌、荷爾蒙……等）耗損，免疫力降低，病毒容易乘虛而入，從而引發結核病，如肺結核、腸結核、骨結核、淋巴結核等。

E・痰濕質容易導致的疾病

（1）肥胖：「胖人多痰濕，瘦人多內熱，」痰濕者極易發胖。

（2）高血壓：一般伴有胸悶、噁心、眩暈、腫脹症狀的高血壓。

（3）高血脂：痰濕提高了血液黏稠度，容易引發高血脂。

（4）脂肪肝：飲酒、飲食肥膩、熬夜引起的脂肪肝，多數與痰濕體質有關。

（5）冠心病：痰濕引發高血脂，再進一步發展就可能引發冠心病。

（6）腦血管疾病：高血脂、高血壓很容易引發腦血管疾病，如：中風或暫時性腦缺血。

（7）糖尿病及糖尿病併發症。

（8）青春痘：痰濕體質的皮膚以油性居多，很容易長痘痘。

（9）胃病：痰濕體質者往往因飲食不節制，長久下來容易患腸胃疾病。

（10）月經不調：容易形成月經延後，月經量少甚至閉經。

F · 濕熱質容易導致的疾病

　　(1)肝膽疾病：攜帶肝炎病毒、急性黃疸型肝炎、膽囊炎、膽結石等。

　　(2)泌尿生殖系統疾病：尿道炎、膀胱炎、前列腺炎、盆腔炎、子宮頸炎、陰道炎、腎炎等。

　　(3)皮膚病：脂溢性皮炎、酒糟鼻、毛囊炎、疔瘡、體癬、足癬、股癬等。

G · 血瘀質質容易導致的疾病

　　(1)冠心病：血氣不通將對心臟產生巨大的損害，冠心病人多見於血瘀體質。

　　(2)中風：瘀血發展到胸部，且情況嚴重時，大腦就會因為缺乏血氣而突發中風。

　　(3)肥胖併發症：肥胖如血瘀體質

H · 氣鬱質質容易導致的疾病

　　(1)失眠：氣鬱導致失眠，且這種失眠不易治癒，吃藥效果也不大。

　　(2)抑鬱症：情緒上的抑鬱可以引起生理上的肝氣鬱結，抑鬱症患者中，多數都是氣鬱體質者。

　　(3)脹痛：如偏頭痛、胸痛、肋間神經痛等，血瘀者一般表現為刺痛，但氣鬱者一般表現為脹痛。

　　(4)月經不調、痛經：氣鬱會導致臟器功能失調，月經量少或月經量多色淡。周期紊亂大多與肝有關，且月經來時易經痛。

　　(5)煩躁病：往往表現為喜怒無常，經常突然暈倒、癱瘓，實際上做了所有的檢查卻又都正常。

　　(6)慢性咽炎：咽部有異物感，越是緊張焦慮的時候越要清嗓子、吐唾沫，以此

緩解緊張情緒。

（7）慢性肝炎、胃炎、膽囊炎、結腸炎等：氣鬱尤其傷肝，長期氣血運行不暢，即有可能引起消化系統疾病。

（8）甲狀腺機能亢進：暴瘦，易緊張焦慮、說話快、個性變急。

I‧特稟質容易導致的疾病

（1）過敏性紫癜：這是一種主要侵犯毛細血管的變態反應性出血性疾病，血液溢於皮膚黏膜之下，臨床可見瘀點、瘀斑，壓之不褪色，常伴鼻衄、齒衄、腹痛、嘔血、便血、尿血等證，嚴重者可出現內臟出血。

（2）過敏性鼻炎：以突然和反復的鼻癢、鼻塞、噴嚏、流清涕、鼻腔黏膜蒼白腫脹為特徵性的臨床表現。

（3）蕁麻疹：俗稱「風疹塊」，是由於各種致敏因素，如藥物、食品、花粉、感染等引起皮膚、黏膜小血管擴張及滲透性增加而出現的一種局部性水腫反應。

（4）過敏性哮喘：它是以慢性咳嗽為唯一表現的特殊類型的哮喘。

（5）接觸性皮炎：這是皮膚黏膜由於接觸外界物質，如化纖衣著、化妝品、藥物等等而發生的炎性反應。其臨床特點為在接觸部位發生邊緣鮮明的損害，輕者為水腫性紅斑，較重者有丘疹、水疱甚至大疱，更嚴重者則可有表皮鬆解，甚至壞死。如能及早去除病因和做適當處理，可以速癒，否則可能轉化為濕疹樣皮炎。

■ 4 · 偏頗體質的調養方案

接下來就是要預防疾病，養生保健。

《黃帝內經》説：

> 夫四時陰陽者，萬物之根本也。所以聖人春夏養陽，秋冬養陰，以從其根，故與萬物沉浮於生長之門。

這裡道明了人與自然的關係。因此，順應自然的春夏秋冬四時變化的規律，是養生保健的第一要義。所謂「春夏養陽，秋冬養陰」，確是保持人體健康的基本原則。這裡的「養」，是調節、促進的意思。「陽」是指陽氣的升發過程；「陰」是指陽氣的收藏過程。就是説，自然界的陽氣在春夏升發，我們自身不能妨礙陽氣的升發；到了秋冬，陽氣收藏，我們不能妨礙陽氣的收藏。反之，則如《素問 · 四氣調神大論》所説：

> 逆春氣則少陽不生，肝氣內變；逆夏氣則太陽不長，心氣內洞；逆秋氣則太陰不收，肺氣焦滿；逆冬氣則少陰不藏，腎氣獨沉。

在瞭解和遵循《內經》這個大原則之下，我們可以選擇適合自己的養生保健方案。這也是體質研究的根本目的，通過採用正確有效的養生保健方案，予以實踐，持之以恆，去實現中醫的「治未病」的境界。

以下是各種偏頗體質的養生方案[3]，供讀者參考：

B · 氣虛質的養生方案

氣虛者的主要特徵是氣短。一身之氣不足，臟腑功能衰退，升舉無力，氣化無權。因此，養身調攝以補脾益肺為主。

精神調攝

氣虛體質的人應該避免想得太多。應該儘量避免鑽牛角尖，不要太關注自己，要多交朋友。修煉自己而不是依賴別人、社會或者藥物。

飲食調養

因臟腑功能較弱，食補時應採用營養豐富且易於消化的食品，且量不宜過大。忌食寒涼、油膩及發物。寒涼食物對脾胃刺激較大，油膩厚味食物增加脾胃負擔。此外，氣虛者不宜食用大劑量或藥效強的藥或食品，必須要考慮到腸胃能否吸收，否則身體還沒有補到，肚子就先脹氣來了。

宜選擇性平偏溫、健脾益氣的食物食用，如：小米、糯米、粳米、扁豆、紅薯、淮山、蓮子、白果、茨實、南瓜、包心菜、胡蘿蔔、土豆、黃豆、蠶豆、豇豆、豌豆、山藥、蓮藕、香菇、豆腐、雞肉、雞蛋、豬肚、牛肉、兔肉、羊肉、鵪鶉、鵪鶉蛋、淡水魚、黃魚、比目魚、刀魚、泥鰍、黃鱔、大棗、葡萄乾、蘋果、菱角、龍眼肉、橙子等。粥是天下第一補品，最易被人吸收，對氣虛者最適宜。

起居養生

氣虛者要遵守基礎養生原則：不熬夜；三餐規律；大便定時；堅持合適自己的運動。

居處要避免虛邪賊風。坐臥休息時要避開門縫、窗縫，從門縫、窗縫吹進來的風在人鬆懈慵懶時最易傷人。氣虛者要避免過度運動、勞作，要適當多睡覺。

運動健身

氣虛者臟腑功能低下，主要是心肺功能不足和脾胃功能薄弱，可選用慢跑、散

少，登山等可以加強心肺功能！還可運用一些傳統的健身方法，如打太極拳、八段錦、瑜伽等。運動鍛煉宜採用低強度、多次數的方式，控制好時間，循序漸進，持之以恆。

調體法則：培補元氣，補氣健脾。

調體方藥：代表方為四君子湯、補中益氣湯等。常用藥物有黨參、黃芪、白朮、茯苓、甘草、陳皮、大棗等。

C · 陽虛質的養生方案

陽虛者的主要特徵是怕冷。陽氣虧虛，機體失卻溫煦，肌膚不固，水濕不化，喜熱怕冷。因此，陽虛者的養生原則就是防寒補陽，溫養陽氣。四季中，陽虛者能夏不能冬，也就是夏天沒問題，冬天容易出問題，要特別注意。

精神調攝

陽虛者常情緒不佳，容易悲傷。要善於調節自己的情緒，多聽音樂，選擇一些輕鬆喜樂的音樂。多交朋友，老年人更要多充實自己的晚年生活。

飲食調養

陽虛者的食療重點在補陽，因此要多食溫熱養陽的食物，少吃寒性明顯的食物。宜食用的食物有：羊肉、牛肉、豬肚、雞肉、帶魚、狗肉、麻雀肉、鹿肉、黃鱔、蝦、海參、鮑魚、淡菜、刀豆、荔枝、龍眼、榴蓮、櫻桃、杏、核桃、栗子、大棗、腰果、松子、韭菜、南瓜、黃豆芽、茴香、洋蔥、香菜、胡蘿蔔、山藥、生

薑、辣椒、紅茶、花椒等。「朝食三片薑，勝過人參湯。」吃生薑對緩解陽虛作用明顯。

少吃生冷、苦寒、黏膩食物，如：田螺、螃蟹、海帶、紫菜、西瓜、黃瓜、香蕉、柿子、甘蔗、柚子、火龍果、柑橘、竹筍、綠豆、綠茶、蠶豆、冷凍飲料等。減少食鹽的攝入，以避免肥胖、腫脹、小便不利、高血壓。

起居調護

陽虛者耐春夏、不耐秋冬，因此在秋冬季節要適當暖衣溫食以養陽氣，要注意關節、腰腹、頸背部等部位保暖。

運動健身

陽虛者以振奮、提升陽氣的鍛煉方法為主。散步、慢跑、太極拳、五禽戲、跳繩、各種球類運動均適合陽虛者。不宜游泳，不宜在陰冷天或潮濕之處長時間鍛煉。適合在春夏季、在陽光充足的時候進行戶外運動鍛煉。

調體法則：補腎溫陽，益火之源。

調體方藥：代表方為金匱腎氣丸、右歸丸、斑龍丸、還少丹等。常用藥物有：熟地黃、山藥、山茱萸、枸杞子、菟絲子、杜仲、鹿角膠、附子、肉桂等。

D · 陰虛質的養生方案

陰虛者的主要特徵是缺水。陰液虧少，機體失去濡潤滋養，口燥咽乾，兩目乾澀，大便乾燥，小便短少。同時，由於陰不制陽，陽熱之氣偏旺而生內熱，導致手

足心熱，喜冷不喜熱，耐冬不耐夏。性情急躁，外向好動。因此，陰虛者的養生宜以補水靜養為主。

精神調攝

由於陰虛者性情比較急躁，外向好動，所以要學會調節自己的不良情志，安神定志，要求自己遇事不慌張，沉著冷靜。平時生活要有規律，工作要按部就班，少參加競爭性活動，多聽放鬆性的音樂。鎮靜、安神、減少慾望。

飲食調養

陰虛體質由於體內津、液、精、血等陰液虧少，以陰虛內熱為特徵，故宜多食滋陰潛陽的食物。常見的有：芝麻、糯米、綠豆、苦瓜、烏賊、龜、鱉、海參、螃蟹、牛奶、牡蠣、蛤蜊、海蜇、鴨肉、豬肉、兔肉、豆腐、甘蔗、木耳、銀耳、蔬菜、水果等。蜂蜜滋陰養顏，平時可以多喝蜂蜜水。山藥、馬蹄、蓮子、百合，既是蔬菜，又是中藥，平時可以多吃。

對於溫燥、辛辣、香濃的傷陰食物，最好少吃，如：花椒、茴香、桂皮、辣椒、葱、薑、蒜、韭菜、蝦仁、荔枝、龍眼、核桃、杏、羊肉、狗肉等。

起居調護

陰虛者不適合夏練三伏，冬練三九。因為三伏、三九天陰虛者不宜出大汗。三伏出大汗則傷陰氣；三九出大汗干擾陽氣，不利封藏，開春後容易虛火上擾。

人體關節需要陰液滋潤，陰虛者可能會較早出現關節不利澀滯，因此進入中年後，陰虛者不宜經常做磨損關節的運動，尤其是膝關節。

陰虛質較為適合濕潤環境，宜選擇坐南朝北的房子。睡眠要充足，嚴禁熬夜，

以藏養陰氣；節制房事，以惜陰保靖。生活工作，有條不紊，戒煙限酒。

運動健身

陰虛者因為陽氣偏亢、體內津液精血偏少，因此只宜做中小強度的運動，應盡量避免大強度、大運動量的鍛煉形式，以少出汗為原則。運動鍛煉的重點是調養肝腎之功，如太極拳、太極劍、八段錦、氣功等比較柔和的功法。皮膚乾燥者可選擇游泳，以滋潤肌膚、減少皮膚瘙癢。

調體法則：滋補腎陰，壯水制火。

調體方藥：代表方為六味地黃丸、大補陰丸等。常用藥物有熟地黃、山藥、山茱萸、牡丹皮、茯苓、澤瀉、桑椹、女貞子等。

E · 痰濕質的養生方案

痰濕質的主要特徵是體內水多、痰多。形體肥胖，腹部肥滿鬆軟，面部皮膚油脂較多，眼胞微浮，喜食味甘，容易困倦，性格偏溫和。由於代謝差，體內容易堆積組織廢物。痰濕質應以改變不良的生活方式為主。

一般來說，痰濕質者 30 歲後每年都要認真參加體檢，要注意觀察血脂、血糖、血尿酸、血壓等指標，經常監控體重，因為發胖，就一發不可收拾了。

精神調攝

要堅持養生，培養自己的持久力和毅力，每天要告訴自己不可喝冰涼的飲料和冰涼的食物，每天都要運動流汗。

痰濕質是由於水液內停而痰濕凝聚、以黏滯重濁為主要特徵的體質狀態，因此在飲食上，宜多攝取能夠宣肺、健脾、益腎、化濕、通利三焦的食物。如：淮山、薏米、赤小豆、扁豆、蠶豆、花生、海蜇、胖頭魚、鯽魚、鯉魚、鱸魚、羊肉、橄欖、蘿蔔、山藥、洋蔥、豆角、冬瓜、紫菜、竹筍、辣椒、咖喱、生薑等。

痰濕者要少吃酸性的、寒涼的、肥甘的、油膩的、溫補的東西，特別是酸性食物，如：山楂、醋、梅子、枇杷、西瓜、梨、香蕉、桃子、板栗、芝麻、可樂等甜碳酸飲料，以及銀耳、燕窩、龜、鱉、肥豬肉、油炸食品。

起居調護

痰濕質者要多曬太陽，多進行戶外活動。陽光能夠散濕氣，振奮陽氣。居室要朝陽，保持居室乾燥。在夏季要少用空調，儘量多出汗，提高耐熱能力。要經常洗熱水澡，最好是泡浴。穿衣服儘量要寬鬆些，有利於濕氣的散發。

痰濕質者一年四季要多出汗，出汗是人體平衡陰陽的一種有效的手段。所謂陰陽平衡，百病不生。一是運動出汗，二是夏季每天喝生薑茶出汗，三是吃火鍋出汗，四是洗熱水澡出汗。

痰濕質者還要注意吃飯吃七八成飽，吃飯速度不要太快。

運動健身

痰濕質的人形體多肥胖，應作較長時間的有氧運動。運動環境應選擇溫暖宜人的地方。可選擇的運動項目很多，如散步、慢跑、乒乓球、羽毛球、網球、游泳、武術、舞蹈等。

調體法則：健脾利濕，化痰泄濁。

調體方藥：代表方為化痰祛濕方（王琦經驗方）[4]、二陳湯、六君子湯等。常用藥物有半夏、陳皮、茯苓、白朮、生黃芪、澤瀉、生蒲黃、雞內金、陳皮、紫蘇子、白芥子等。

F．濕熱質的養生方案

濕熱質的主要特徵是易長痘。平素面垢油光，口苦口乾，身重困倦，大便燥結，小便短赤；男性陰囊潮濕，女性帶下量多，性格急躁易怒。因此，濕熱質應以疏肝利膽為主，培養健康的生活方式，並輔以合理的調理。

精神調攝

首先要靜養心神，靜能生水清熱，有助於肝膽疏泄，肝膽舒暢則濕熱祛除。靜養心神的方法：一是經常做腹式呼吸，二是多聽悠揚舒緩的輕音樂，三是多做瑜伽、氣功、太極拳，儘量舒展筋骨關節，增加身體的柔韌度。

飲食調養

濕熱質以濕熱內蘊為主要體質特徵，宜食用清利化濕的食物：薏苡仁、蓮子、茯苓、紅小豆、四季豆、蠶豆、綠豆、鴨肉、兔肉、馬蹄、鯽魚、鯉魚、田螺、海帶、紫菜、冬瓜、絲瓜、葫蘆、苦瓜、黃瓜、西瓜、梨、綠茶、花茶、白菜、芹菜、薺菜、捲心菜、竹筍、萵筍、蓮藕、空心菜、蘿蔔、豆角、綠豆芽等。

體質內熱較盛者，禁忌辛辣燥熱、大熱大補，少吃肥甘厚膩的食物。如：辣椒、生薑、大蔥、大蒜、荔枝、芒果、酒、奶油、動物內臟、狗肉、鹿肉、羊肉、

麥冬、熟地、銀耳、燕窩、雪蛤、阿膠、蜂蜜、麥芽糖等。最忌經過油炸煎燒等高溫加工烹製而成的食物。

起居調護

養成良好的生活習慣。儘量避免在炎熱潮濕的環境下長期居住和工作。注意居室的清潔通風。環境濕熱時，可用空調改善，注意個人衛生，最好穿天然纖維、棉麻、絲綢等質地的衣服，不要穿緊身的，預防皮膚病變。要保證睡眠，不熬夜。經常注意舌苔，黃厚乃燥熱之象。改正不良嗜好，戒煙限酒，並保持二便通暢，防治濕熱鬱聚。

運動健身

濕熱質是以濕濁內蘊、陽氣偏盛為主要特徵，適合做大強度、大運動量的鍛煉，如：中長跑、游泳、爬山、各種球類運動、武術等，可以多消耗體內多餘的熱量，排泄多餘的水分，達到清熱除濕的目的。但要避開暑熱環境，春秋季節野外運動效果更好。

調體法則：分消濕濁，清泄伏火。

調體方藥：代表方為泄黃散、龍膽瀉肝丸、甘露消毒丹等。常用的藥物有藿香、梔子、石膏、甘草、防風、龍膽、當歸、茵陳、大黃、苦參、地骨皮、貝母、茯苓、澤瀉等。

G · 血瘀質的養生方案

血瘀質的主要特徵是血行不暢、淤血內阻的體質狀況，容易導致形體消瘦、髮易脫落，易患疼痛（女性痛經等），面色晦暗，易出瘀斑，性格內鬱等，因此，血瘀質的養生應以精神調攝為主，輔以飲食調養等。

精神調攝

典型的血瘀體質，尤其是女性，大多是情志不舒，內心鬱悶。因此，要努力培養開朗、樂觀、平和的性格，培養自己的興趣愛好。如果興趣愛好廣泛則氣就不容易鬱結，不會鑽牛角尖。如果有配合合唱、跳舞、瑜伽、散步，則更好。當然，中老年人不宜參加劇烈的運動。

要多交一些性格開朗的朋友。所謂「近朱者赤，近墨者黑」，和開朗的人在一起，性情就自然開朗了。性格開朗、幽默、樂觀，又有與自己情趣相投、心有靈犀的朋友是養生的最高境界。

飲食調養

血瘀質具有血行不暢、淤血內阻的體質狀態，因此，在飲食上應選擇具有活血化瘀功效的食品，如：山楂、油菜、韭菜、番木瓜、黃酒、葡萄酒等。但需注意：一是少喝甚至不喝酒，酒雖有活血的作用，但傷肝。活血短暫，傷肝長久。但可以少量飲用紅葡萄酒、糯米甜酒，既可活血化瘀，又對肝臟不構成嚴重影響，比較適合女性。二是不宜吃收澀、寒涼、冰凍、油膩之物。如：烏梅、苦瓜、柿子、石榴、花生米。高脂肪、高膽固醇的食物也不宜多吃。三是山楂可用於血瘀質、肥胖間夾血瘀、慢性心腦血管疾病的調養。

起居調攝

血得溫則行，得寒則凝。血瘀質由於血行不暢，應避免寒冷刺激。日常生活中要注意動靜結合，不貪圖安逸，加重氣血鬱滯。要多做運動，少坐汽車；多做活動，少用電腦；多爬樓梯，少坐電梯；多做深呼吸，少彎腰駝背。

運動健身

血瘀者的經絡、氣血運行不暢，通過運動使全身經絡、氣血通暢，五臟六腑調和。因此，應選擇一些有利於促進氣血運行的運動項目，如易筋經、導引、太極拳、五禽戲、保健按摩、舞蹈等。但要注意，血瘀質者心血管機能較弱，不宜做大強度、大負荷的體育鍛煉，而應採用中小負荷、多次數的鍛煉。

調體法則：活血祛瘀，疏利通絡。

調體方藥：代表方為桃紅四物湯、大黃蔗蟲丸等。常用的藥物有桃仁、紅花、生地黃、赤芍、當歸、川芎、牡丹皮、茜草、蒲黃、丹參、山楂等。

H · 氣鬱質的養生方案

氣鬱質者的「氣鬱」主要是肝氣鬱結，要使肝氣不鬱結，首先要使肝血充足，因為肝血不足的人，很容易疏泄過度或疏泄不足。疏泄過度表現為肝陽暴張，經常發怒；疏泄不足則鬱滯體內，因此，氣鬱者養生應以調理肝氣為主，讓肝氣疏泄正常。

精神調攝

氣鬱質養生與血瘀質養生一樣，需要先養神。如果神沒有養好，內臟就不得安

寧。為此，一是要培養樂觀向上的情緒，精神愉快了，則氣血和暢、營衛流通，有利於氣鬱體質的改善。二是要培養積極進取的競爭意識和拚搏精神，胸襟開闊，開朗豁達。三是要主動尋求生活樂趣，多參加有益的社會活動，廣泛結交朋友。四是要多參加集體文藝活動，看喜劇，聽相聲等。五是人活在世上不要過於敏感，太敏感就會七情波動，若悶在心裡不能外發則最傷內臟。先是氣鬱，進而血瘀、痰濕。氣鬱、血瘀、痰濕混合的體質，與腫瘤、高血壓、冠心病、動脈硬化、胃病、月經不調有不解之緣。六是人的感覺「遲鈍」一點好，「遲鈍」在某種意義上講，是一種保護心神的能力。七是要學會發泄，掌握各種排解鬱悶的方法。

飲食調養

氣鬱質具有氣機鬱滯不暢的體質，宜選用理氣解鬱、調理脾胃功能的食物。如：大麥、蕎麥、高粱、刀豆、蘑菇、豆豉、柑橘、柚子、蘿蔔、洋葱、香菜、包心菜、苦瓜、絲瓜、菊花、玫瑰、茉莉花、黃花菜、海帶、海藻、山楂等。而龍眼、紅棗、葡萄乾、蛋黃等可以補血。

氣鬱質者應少吃收斂酸澀的食物，如：烏梅、南瓜、泡菜、石榴、青梅、楊梅、草莓、楊桃、酸棗、李子、檸檬等，以免阻滯氣機，氣滯則血凝。也不可多食冰冷食物，如雪糕、冰淇淋、冰凍飲料等。

起居調護

氣鬱質者有氣機鬱滯不暢的傾向，因此要舒展情志，多出去旅遊，回歸大自然，徜徉於山水之間，人就不會鑽牛角尖，就不鬱悶，氣機自然就舒展開來了。

居室環境寬敞明亮，溫度、濕度適宜，衣著寬鬆，舒適大方。起居有常，生活規律。

運動健身

氣鬱質者運動健身的目的是調理氣機，舒暢情志。因此應儘量增加戶外活動，堅持較大量的運動鍛煉。大強度、大負荷的練習是一種很好的發泄式鍛煉，如跑步、登山、游泳、打球、武術等，有鼓動氣血、疏發肝氣、促進食慾、改善睡眠的作用。有意識地學習某一種技術性體育項目，定時間練習，從提高技術水平上體會鍛煉的樂趣，是最好的方法。

調體法則：疏肝行氣，開其鬱結。

調體方藥：代表方為逍遙散、柴胡疏肝散、越鞠丸等。常用的藥物有柴胡、陳皮、川芎、香附、枳殼、白芍、甘草、當歸、薄荷等。

l·特稟質的養生方案

特稟質由於先天稟賦不足，或環境因素、藥物因素等不同的影響，使其形體特徵、心理特徵、常見表現、發病傾向等諸方面存在差異，因此，特稟質的養生應根據不同的情況，區別對待。

精神調攝

由於特稟質發生的情況不同，其心理特徵也存在著諸多差異。但多數特稟質者因對外界環境的適應能力較差，會表現出不同的內向、敏感、多疑、焦慮、抑鬱等心理反應，因此可酌情採取相應的心理保健措施。

飲食調養

特稟質者飲食調養應根據個體的實際情況制定不同的保健食譜。就過敏體質而言，飲食宜清淡，忌生冷、辛辣、肥甘油膩及各種「發物」，如酒、魚、蝦、蟹、辣椒、肥肉、濃茶、咖啡等。

起居調護

在起居方面，特稟質者也要根據個體情況進行選擇，對過敏者而言，由於容易出現水土不服，在陌生的環境中要注意日常保健，減少戶外活動，避免接觸各種致敏的動植物等。在季節更替時，要及時增添衣被，增強機體對環境的適應能力。

運動健身

根據特稟質的不同特徵選擇有針對性的運動鍛煉項目，逐漸改善體質。過敏體質要避免春天或季節交替時長時間在野外鍛煉，防止過敏性疾病的發作。

調體法則：臨床對於先天性、遺傳性疾病或生理缺陷，一般無特殊調治方法。或從親代調治，防止疾病遺傳。過敏質者或益氣固表，或涼血消風，總以糾正過敏體質為法。

調體方藥：調整過敏體質的代表方為玉屏風散、消風散、過敏煎等。常用藥物有黃芪、白朮、荊芥、防風、嬋脫、烏梅、益母草、當歸、生地黃、牡丹皮等。

■ 5 · 平和體質的保健方案

我們知道，在人的生命過程中，體質是相對穩定的，它以先天體質作為基礎。然而，體質又是動態可變的。因為外界環境會影響它，對它起作用。比如，生活條件，居住狀況，飲食習慣，教育情況，精神狀態，地理、氣候環境……等等，都會對它發生影響，使原先的體質發生變化。因此，先天體質是平和質的人，具有得天獨厚的健康條件，但這並不等於說，他一定能長久地保持住健康的狀態。所以，平和質的人仍然需要重視如何從各方面來維護健康，提高人體對環境的適應能力，以達到提高生命質量、保健防病、延年益壽的目標。

A · 平和質的養生保健方案 [5]

平和質者先天稟賦良好，後天調養得當，故其精、氣、神及局部特徵等方面表現良好，體形均勻健壯，面色、膚色潤澤，頭髮稠密有光澤，目光有神，脣色紅潤，精力充沛，不容易疲勞，睡眠、食慾良好，大小便正常，性格隨和開朗，平時患病較少，對自然環境和社會環境適應能力較強。因此，平和質養生側重於保養和維護。

精神調攝

平和質的人一般具有穩定的心理素質，樂觀開朗。由於心理狀態、情志反應與內外環境等多種因素有關，精神刺激和情志變化是不可避免的，所以調攝精神，及時化解不良情緒，對防止平和質出現偏頗很有必要。

由於平和質的人心理調節能力較強，可以通過培養興趣愛好來保持平和心態，如琴棋書畫、吹拉彈唱等，都可以陶冶情操，保持心理健康。

同時，還可以通過加強體育運動來保持情緒的穩定，保持身心愉悅，如打球、

跑步、散步、游泳、打太極拳等。

飲食調養

平和質的人具有陰陽和調、血脈暢達、五臟均平的生理特點，故其飲食的總原則是膳食平衡、均衡營養。《黃帝內經》明確提出了中國傳統膳食的平衡觀：「五穀為養、五果為助，五畜為益、五菜為充。」在此基礎上，還應注意氣味調和、順時調養。

氣味調和，不可偏嗜。五味各有所歸之臟：「酸入肝，苦入心，甘入脾，辛入肺，鹹入腎。」同時兼有溫熱寒涼之性。欲使人體陰陽平衡、氣血充盛、臟腑協調，必須均勻地攝入五味，不是五味有所偏盛，以保持正氣旺盛，身體健壯。否則，若五味有所偏嗜，則臟氣有所偏傷，甚至累及其他臟腑而引發各種病變，久則必然導致體質偏頗。

順時調養。根據不同季節選擇適宜的飲食，保持人體自身與外在環境的協調統一，以維持體質平衡，促進健康，防止疾病發生。

春季陽氣初生，應攝入升而不散、溫而不熱的食物，宜多食蔬菜，如菠菜、韭菜、芹菜、春筍、薺菜等。

夏季陽氣隆隆，氣候炎熱，宜清補，應選用清熱解暑、清淡芳香之品，不可食用味厚發熱的食物，也不可過度寒涼。宜多食新鮮水果，如西瓜、番茄、菠蘿等，其他清涼食物，如菊花、金銀花、蘆根、綠豆、冬瓜、苦瓜、黃瓜、生菜等均可酌情食用，以清熱祛暑。

長夏季節濕氣最重，宜用淡滲利濕之品以助脾氣之健運，防止濕困中焦。如宜多食茯苓、山藥、蓮子、薏米、扁豆、冬瓜、絲瓜等食物。

秋季陽氣收斂，陰氣滋長，陰陽處於相對平衡狀態，宜用平補之法，選用寒熱偏性不明顯的平性食物，不宜大寒大熱之品。同時，秋風勁急，氣候乾燥，宜食用

濡潤滋陰之品以保護陰津，如芝麻、白燕、梨、葡萄、沙參、麥冬、阿膠、甘草等。

　　冬季天寒地凍，陽氣深藏，陰氣大盛，宜溫補，選用溫熱助陽之品，以扶陽散寒，如薑、桂、胡椒、羊肉、牛肉、狗肉等溫補之品。同時還宜食養陰潛陽食物，如鱔魚、龜、鱉等。

起居調護

　　人體的生命活動隨著年節律、月節律、晝夜節律等自然規律而發生相應的生理變化。只有起居有常，不妄作勞，順應四時，調攝起居，才能增進健康、延年益壽。

　　「起居有常，不妄作勞」，就是要順從人體的生命活動規律來調理起居。起居有規律，能保養神氣，使人精力充沛，生命力旺盛。否則，起居失調，恣意妄行，逆於生樂，以酒為漿，以妄為常，就會導致臟腑功能損害，適應能力降低，體質下降，早衰或疾病。

　　順應四時，調攝起居，就是根據季節變化和個人的具體情況，制定出符合自己生理需要的作息制度，並養成按時作息的良好習慣，是身體功能保持穩定平衡的狀態，以適應社會和自然環境的需要。

運動健身

　　平和質者可以通過運動保持和加強現有的良好狀態，使體質水平得到進一步提高。可以根據年齡、性別、個人興趣愛好，自行選擇不同的鍛煉方法。同時要努力做到：積極主動，興趣廣泛；運動適度，不宜過量；循序漸進，適可而止；經常鍛煉，持之以恆；全面鍛煉，因時制宜。

調體法則：注意攝身保養，飲食有節，勞逸結合，生活規律，堅持鍛煉。

注釋：

1　在實際應用程序操作上，我們使用 Logistic 回歸分析。

2　以下內容主要摘編自《算病》和《中國人九種體質的發現》兩書。

3　以下內容摘編自《算病》和《中國人九種體質的發現》。

4　由白朮、蒼朮、黃芪、防己、澤瀉、荷葉、橘紅、生蒲黃、生大黃、雞內金等藥物組成。功能健脾利濕，化痰瀉濁。

5　以下內容摘編自《中國人九種體質的發現》。

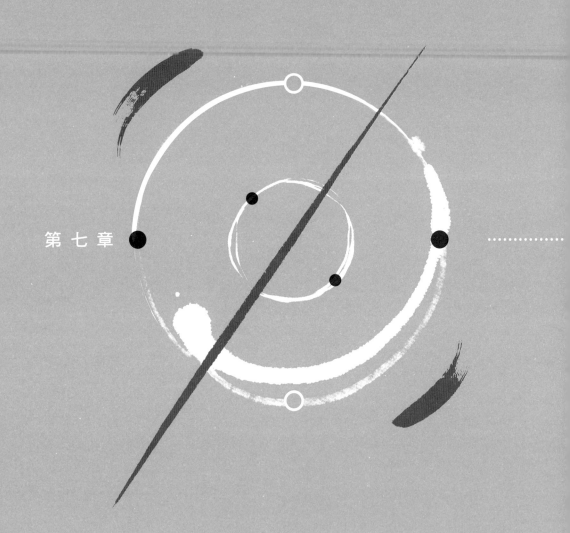

第 七 章

……回歸五運六氣（

當然，對於先天體質的探索並不僅是對體質類型的研究，因為出生時空結構還為我們透露了先天五臟功能分布的信息，這些信息對於瞭解我們的先天的健康狀態是很有幫助的。

比如，前文討論的案例（05），我們再把他的先天五臟氣機模型複寫如下：

左升	中氣		右降		
-21.93			9.97		
			肺	上焦	燥濕度
心			-2.73	-15.77	-14.30
-13.04					差異度
	脾	胃		中焦	39.10
	12.57	4.11		16.68	干值
肝					-12.31
-8.89			腎	下焦	跨距
			12.70	3.81	22.97

圖 7.1 男性（1949 年 10 月 30 日亥時生）五臟氣機圖

這裡，明確地表現了此人先天的五臟功能分布狀況。他的先天五臟功能數值如下：

肝	心	脾	肺	腎
-8.89	-13.04	16.68	-2.73	12.70

從五臟的數值，看其先天功能的強弱，真是一目了然：

　　脾 > 腎 > 肺 > 肝 > 心

若從強臟、弱臟講，此人的脾臟系統最強，心臟系統最弱。腎臟是次強，肝臟是次弱，肺臟是平臟。

在第二章介紹各家對先天稟賦的研討時，我們談到過《中醫自然體質論治》。此書談到了根據五運六氣規律探明人「自然體質」的強臟和弱臟，由此採用相應的辨證論治。「故有明運氣而知得失，明運氣而知病機，明運氣而瞬時防治，此乃中醫診斷之一絕。」[1]

它是根據年干五行（化氣五行）屬性，判斷出此年出生的人的強臟和弱臟的。出生年跟出生人的弱臟、強臟之間的關係可以見於下表：

年干	年尾數	性質	特徵	弱臟	強臟
甲	4	濕氣太過	雨濕流行	腎水	脾土
乙	5	金運不及	炎火大行	肺金	心火
丙	6	寒水太過	寒氣流行	心火	腎水
丁	7	木運不及	燥氣大行	肝木	肺金
戊	8	炎火太過	炎暑流行	肺金	心火
己	9	土運不及	風氣大行	脾土	肝木
庚	0	燥金太過	燥氣流行	肝木	肺金
辛	1	水運不及	濕氣大行	腎水	脾土
壬	2	風木太過	風氣流行	脾土	肝木
癸	3	火運不及	寒氣大行	心火	腎水

表 7.1 出生年的弱臟、強臟表

其中，「太過」年出生的人，弱臟是年干代表的年運所剋的五行臟腑。比如，甲年，濕土太過，土剋水，故弱臟是腎水。此年出生人的強臟，就是年干代表的年運本身所指的五行臟腑。甲年即是脾土。「不及」年出生的人的弱臟，就是年干代表的年運本身所指的臟腑。比如，乙年，金運不及，弱臟即是肺金。強臟就是剋肺金的心火。

根據這樣的判斷，案例（95）出生年是己丑（1949 年）——土運不及，他的先天強臟是肝木，弱臟是脾土。這跟依據他的出生時間（年、月、日、時辰）得到的時空結構的五行強弱分布並不吻合。後者脾臟系統最強，心臟系統最弱。這是我的老同學，體質測試是陽虛質，跟他先天體質類型是一致的。他常感冒，肺也不太好；臉色常是蒼白的，也怕冷；飲食、消化倒沒有什麼大問題。看來僅憑出生年就確定人的先天體質和五臟強弱，真有點差強人意了。

再舉一例。男性，上海人，1946 年 8 月 8 日中午 12:30 出生。他的出生時空結構四柱是：丙戌（年），丙申（月），甲寅（日），庚午（時辰）。通過轉換運算，他的時空結構的數組表述是：

甲	乙	丙	丁	戊	己	庚	辛	壬	癸
-1.07	-9.36	21.85	5.67	-1.27	-4.88	9.56	-5.77	-5.37	-9.36

燥濕度	差異度	干值	跨距
25.20	47.38	47.38	31.21

其先天五臟氣機圖則為：

左升		中氣		右降		
17.09				-10.94		
			肺	上焦	燥濕度	
心			3.79	31.31	25.20	
27.52					差異度	
	脾	胃	中焦		47.38	
	-4.88	-1.27		-6.15	干值	
肝					47.38	
-10.43			腎	下焦	跨距	
			-14.73	-25.17	31.21	

圖 7.2 男性（1946 年 8 月 8 日午時生）先天五臟氣機圖

我們可以看到他先天五臟能量的分布是：

肝	心	脾	肺	腎
-10.43	27.52	-6.15	3.79	-14.73

其五臟功能強弱的序列是：

心 ＞ 肺 ＞ 脾 ＞ 肝 ＞ 腎

若論五臟系統的強弱，心最強，肺次強，脾平，肝次弱，腎最弱。

如果使用上述《中醫自然體質論治》等書所用的五運六氣方法預測，這位男士生於丙戌年，丙為水之太過，其強臟應是腎水，弱臟應是心火。這跟我們的測算結果正好相反。這個案例的主人是我已故的朋友。他是 2013 年 6 月 18 日晚上 7 點多在街頭散步時突然倒下，後由行人送至醫院，在急診室裡就溘然長逝了，去世原因

足心枰。從他的先天五臟分布看，心火太旺，腎水不足。逝世前幾年他就患有高血壓、心臟病以及心血管堵塞。逝世前三天，朋友一起聚會我還遇見他。他對我說，醫生發現他心血管堵塞嚴重，要求給他裝支架，但他不以為然。當時我們都勸他要當心。他也是我 2010 年開始研究體質時最初的測試者之一。我現在還有他那時的測試資料。他的自測結果是：

平和質	氣虛質	陽虛質	陰虛質	痰濕質	濕熱質	血瘀質	氣鬱質	特稟質
—	53.12	32.14	50.00	84.38	54.17	39.29	39.29	39.29

他是痰濕質，同時兼有濕熱質、氣虛質和陰虛質。從此自測結果看，當時的偏頗體質狀況已經比較明顯了。我用現在的測算程序對其出生時間進行運算，結果是：

體質類型	基本式	相關系數	1	2	3	4	1	2	3	4
1	平和總	0.9000	0.9000	0	0	0	平和總			
2	平和前	0.7514	0	0	0	0				
3	平和後	0.8640	0	0.8640	0	0		平和後		
4	氣虛總	0.5356	0	0	0	0				
5	氣虛 A	0.5478	0	0	0	0				
6	氣虛 B	0.2687	0	0	0	0				
7	氣虛 C	0.1787	0	0	0	0				
8	陽虛總	-0.0125	0	0	0	0				
9	陽虛 A	0.1970	0	0	0	0				
10	陽虛 B	0.3200	0	0	0	0				
11	陽虛 C	0.0868	0	0	0	0				
12	陰虛前	0.8081	0	0	0	0.8081			陰虛前	
13	痰濕總	0.6040	0	0	0	0				
14	痰濕 A	0.8569	0	0	0.8569	0			痰濕 A	

15	痰濕 B	0.4561	0	0	0	0
16	痰濕 C	0.7080	0	0	0	0
17	痰濕 D	0.4602	0	0	0	0
18	濕熱後	-0.0256	0	0	0	0
19	濕熱 A	0.1127	0	0	0	0
20	濕熱 B	0.1913	0	0	0	0
21	濕熱 C	0.6449	0	0	0	0
22	血瘀前	0.4946	0	0	0	0
23	氣鬱後	0.2237	0	0	0	0
24	氣鬱 A	0.1046	0	0	0	0
25	氣鬱 B	0.0723	0	0	0	0
26	特稟總	0.1599	0	0	0	0
27	特稟前	0.5571	0	0	0	0
28	特稟 A	0.7331	0	0	0	0
29	特稟 B	0.0880	0	0	0	0
30	特稟 C	0.4495	0	0	0	0
31	特稟 D	0.0562	0	0	0	0

表 7.1 程序識別（男性）輸出

　　運算結果是：平和質（0.8899，0.8639），痰濕質（0.8570），陰虛質（0.8081）。前兩個是平和質，說明他的先天體質還是不錯的。的確，他中年的時候，健康狀況一直很不錯，目光炯炯，講話聲音洪亮。後面兩個是痰濕和陰虛，但數值高於 0.80，因此還是可以判定為痰濕質兼陰虛質，或者更確切的是：平和質具有痰濕質和陰虛質傾向。這跟他 2010 年的自測結果是吻合的。從痰濕質的發病傾向來看，易患消渴、中風、胸痺等病證。中醫裡的胸痺，也就是一種冠心病的症狀。

　　顯然，使用上述諸書中五運六氣的預測方法，是很難達到精準的目的。因為它將一年時間作為一個時間段，來決定人體的強臟和弱臟，其粗略可見。

我使用電腦將樣本案例，根據出生人年十五運六氣性算做出強臟和弱臟的統計，然後，再將原來出生時空結構數據的五臟功能也作出強弱的比較，統計出每一個案例的強臟和弱臟以及它們的具體數值。接著，將同案例兩者結論做一比較，即五運六氣做出的強臟和弱臟，與按出生時的時空結構做出的強臟和弱臟進行對比，得到了這樣的結論：

樣本（1005 例）的比較結果：由五運六氣做出的弱臟跟根據出生時空結構做出的弱臟相一致的共有 236 例；強臟相互一致的有 194 例。前者佔了總樣本的 21.8%；後者僅佔 15.1%。實可見依據五運六氣使用年干性質來斷定先天體質的強臟和弱臟還是十分粗陋的。

我們進一步將樣本案中各類體質的強臟與弱臟的數值求取平均值，其結果見於下表：

體質類型	案例	強臟均值	弱臟均值
平和質	300	21.09	-14.65
氣虛質	98	27.12	-19.25
陽虛質	179	21.02	-14.74
陰虛質	52	22.82	-14.79
痰濕質	107	21.39	-14.55
濕熱質	74	20.51	-14.55
血瘀質	49	22.06	-15.51
氣鬱質	81	23.00	-15.68
特稟質	145	21.60	-14.91

總樣本（1085）九種體質的強臟均值是 22.29，弱臟的均值是 -15.40。由此，我們將這個均值 +22.3 和 -15.4 設定為五臟系統數值中的上界和下界。

　　對於強臟和弱臟，《中醫自然體質論治》說：「……我們就可以預測一個人五臟的健康狀態了，弱臟和強臟都容易發病，特別是弱臟必病，平氣臟比較安靜，但並不是說平氣臟就不會生病，而是發病比較輕、緩和。」[2] 這裡，作者特別強調「弱臟必病」。因為作者無法量度強臟和弱臟的具體數值，得出這樣的結論是很自然的。但是，我們有了量度五臟的具體數值後，至少可以通過比較算出的數值來判定，在強臟和弱臟之中，哪一個應該成為關注的重點？按照以上設定的區域（+22.3 至 -15.4 之間），哪個臟腑的數值越出了這個區域，它就是越出了「警戒線」，是需要關注的重點。弱臟，越出了下界，自然首先要關注；但強臟，若越出了上界，也成了首先要關注的重點了。比如，上述我的朋友（46 年出生），他先天的五臟分布是：

肝	心	脾	肺	腎
-10.43	27.52	-6.15	3.79	-14.73

　　其弱臟是：腎（-14.73），強臟是：心（27.52）。顯然，強臟心系統數值超過了上述設定的「上界」或「警戒線」，過了強臟數值的均線，應當首先予以關注。他死於心梗，正說明他是受了「心火」太過的危害。

　　可見，設定數值觀察的上界和下界（警戒線），可以幫助我們確定觀察的重點，這對於養生和防病具有重要的實踐意義。

□ 2 · 返歸五運六氣

先天體質的辨識和預測，嚴格地說，是一種「靜態」的研究。它是辨識或預測個人出生時的時空結構帶給人體的先天稟賦的內涵。

那麼，為什麼我們要預測個人的先天體質以及確認它所屬的類型呢？為什麼我們要從一個人的出生時刻出發去揭示他所具有的自然稟賦內涵呢？

正如前文談到的，這是因為以往的研究，將五運六氣的時相框架作為描寫先天稟賦的出發點。這樣，它所取的時間段或者是年時間段，或者是「運」時間段（「五運」以年內 72 天作為時間段），或者是「六氣」時間段（兩個月或 60 天的時間段）。在這樣的時間段裡，出生的人知有多少？人們自然會問：難道他們都具有同樣的先天稟賦嗎？正因為如此，我們嘗試跨越它們，直接取時辰（2 小時）片段（包括了年、月、日、時）作為觀察和研究的出發點。

我們已知，用五運六氣框架研究先天稟賦，30 年共有 180 個時相框架，60 年則重複一次；而以每兩小時為一個時辰的描寫單位，60 年就有了 56 萬多個樣式。從 180 個小類跨越到 56 萬多個樣式，這難道不是一種更加深入的「細化」工作嗎？這不是更能反映「個性化」自然稟賦的內涵嗎？雖然兩者的時空切入點不同，但我們的哲學基礎、我們的著眼點是一致的：「氣」的運動和變化。在中華傳統文化中，「氣」作為宇宙的精微物質，它是萬物的物質基礎，自然也包括了人體。它無時不在做運動，無時不在變化中，也無時不在相互的感應之中。五運六氣，從本質上講，是「氣」的運動和變化，它主要彰顯在氣象和物候方面。它表現了自然大環境中氣的運動狀況。因此，以兩小時為片段的四柱「氣」運動形態，與五運六氣的「氣」運動形態，就其物質基礎而言，兩者事實上並無二致。

誠如《中醫自然體質論治》一書所說：「眾所周知，氣候變化是長時間內的大氣

現象和過程，最短也要『五日謂之侯』……」從自然界大氣的運動來說，它的確是宏觀的。因此，當我們深入瞭解了自己機體潛在的特徵——出生時自然的「印記」以後，又要回到我們生存的天地之間，要瞭解我們所處的自然環境——首先是春夏秋冬四時變化的規律，掌握好適應四時變遷的法則。或者說，當我們完成了對自己時空「基因」的「靜態」分析以後，要進一步跨入「動態」分析層面，這時，我們又重新回到五運六氣學說來。因為《黃帝內經》的運氣學說為我們完整地刻畫了這個天地大環境四時變遷的規律。

現在，我們以出生時間的時空結構為先天體質，以按五運六氣規律運動的自然環境為動態背景，探討個人先天體質與後天環境之間的動態過程，進一步探索個人與自然的相互關係，尋找相互作用的痕跡，並在此基礎上，尋找到符合個人身心發展的養生和保健的對策。這是一個需要開拓的新的研究疆域，這是生命科學的一個新窗口！

比如上述的我的朋友（46 年出生），他是在 2013 年 6 月 18 日去世的。那麼，2013 年 6 月 18 日的自然大環境狀況究竟如何呢？

根據五運六氣學說，這個時間正處於癸巳年「三之氣」（5 月 21 日至 7 月 21 日）。癸巳年三之氣的時相框架為：

司天：厥陰風木	410	
客氣：厥陰風木	410	
主運：火之不及	115	V
主氣：少陽相火	17	
在泉：少陽相火	17	

查《李陽波時相養生手冊》，癸巳年，「三之氣風、熱之稟氣，易產生木、火相生刑之疾患。」[3]

《實用運氣學說》說：對此三之氣的「發病和臨床表現：因氣候炎熱多濕，在此氣候影響下，陰虛有熱或脾胃素虛之體，易於感受時令之暑濕，患暑病火濕。臨床表現如發熱口渴，或渴不欲飲，多汗或無汗，心煩氣短，頭身沉重，胸脘痞滿，小便黃赤，頭目眩暈。」[4]

還是《中醫運氣與健康預測》一書，作者的評語最為簡潔：癸巳年三之氣，「三火雙木；偏熱，偏陰虛，屬風熱性……。」[5]

這位朋友先天體質裡心火已經很旺，數值已經超過了「上界」（警戒線），應該成為重點關注的臟腑。現在遇到了外部大環境「三火雙木」，這不是火上添柴，烈火熊熊？他的心血管實在是受不了這般的「風、熱」之氣了！於是發生了這麼嚴重的後果。——若事先能引起足夠重視的話，這樣的悲劇或許是能夠避免的。我每念及此，就會扼腕長嘆，感到自己有責任去挖掘我們祖先留給我們的珍寶，服務於今天的人群。

我們再舉一例：女性，1970 年 11 月 2 日凌晨 2:15 出生。其出生時空結構（四柱）是：庚戌（年），丙戌（月），丙戌（日），己丑（時）。經過轉換運算，她的時空結構的數組表述是：

甲	乙	丙	丁	戊	己	庚	辛	壬	癸
-9.52	-9.36	7.74	-3.91	16.96	11.68	-1.19	3.60	-9.52	-6.50

燥濕度	差異度	干值	跨距
16.80	24.91	8.95	26.48

她的先天氣機模型圖以及五臟功能分布數值如下：

左升	中氣	右降
-15.04		-13.61

		肺	上焦	燥濕度
心		2.41	6.25	16.80
3.84				差異度
	脾	胃	中焦	24.91
	11.68	16.96	28.64	干值
肝				8.95
-18.88				
		腎	下焦	跨距
		-16.02	-34.90	26.48

肝	心	脾	肺	腎
-18.88	3.84	28.64	2.41	-16.02

從五臟系統的數值看，其先天功能的強弱如下：

脾＞心＞肺＞腎＞肝

顯然，脾臟系統最強，心臟次強，肺臟平，腎臟次弱，肝臟最弱。同時，脾臟數值和肝臟、腎臟的數值，都超過了「警戒線」，先天體質為偏頗體質是很明顯的。她的體質自測結果（2012年）是：

平和質	氣虛質	陽虛質	陰虛質	痰濕質	濕熱質	血瘀質	氣鬱質	特稟質
—	50.00	37.50	57.14	34.38	28.57	62.50	53.57	37.50

根據測定標準，被判定為：血瘀質兼陰虛質、氣鬱質、氣虛質，有特稟質、陽虛質、痰濕質傾向。

現在用測定程序（女性）對其出生時分結構進行運算，結果是：

體質類型	基本式	相關系數	1	2	3	4	1	2	3	4
1	平和總	0.7194	0	0	0	0				
2	平和前	0.7061	0	0	0	0				
3	平和後	0.6592	0	0	0	0				
4	氣虛總	0.2581	0	0	0	0				
5	氣虛 A	0.6665	0	0	0	0				
6	氣虛 B	0.3849	0	0	0	0				
7	氣虛 C	0.1189	0	0	0	0				
8	陽虛總	0.2045	0	0	0	0				
9	陽虛 A	0.5020	0	0	0	0				
10	陽虛 B	0.6452	0	0	0	0				
11	陽虛 C	0.4268	0	0	0	0				
12	陰虛前	0.4653	0	0	0	0				
13	陰虛 A	0.8196	0.8196	0	0	0	陰虛 A			
14	陰虛 B	0.1721	0	0	0	0				
15	陰虛 C	0.4549	0	0	0	0				
16	痰濕總	0.7409	0	0	0.7409	0		痰濕總		
17	濕熱後	0.2619	0	0	0	0				
18	血瘀前	0.5146	0	0	0	0				
19	血瘀 A	0.4368	0	0	0	0				
20	血瘀 B	0.3575	0	0	0	0				
21	血瘀 C	0.7315	0	0	0	0.7315				血瘀 C
22	血瘀 D	0.4098	0	0	0	0				
23	氣鬱後	0.3384	0	0	0	0				
24	氣鬱 A	0.4945	0	0	0	0				
25	氣鬱 B	0.2522	0	0	0	0				
26	氣鬱 C	0.6136	0	0	0	0				

27	特稟總	0.3258	0	0	0	0	
28	特稟前	0.7788	0	0.7788	0	0	特稟前
29	特稟 A	0.5770	0	0	0	0	
30	特稟 B	0.3381	0	0	0	0	
31	特稟 C	0.5605	0	0	0	0	
32	特稟 D	0.2131	0	0	0	0	

根據出生時空結構，她的先天體質是：陰虛質（0.8196），有特稟質（0.7788）、痰濕質（0.7409）和血瘀質（0.7315）傾向。這跟她的自測結果很接近。或者，從數值上講，只有處於第一位的陰虛質是大於 0.80 的，我們也可以僅把它確定為陰虛體質。

她在 2014 年 9 月 2 日的一次體檢中發現患有乳房癌，5 天后就做了乳房切除以及卵巢子宮切除的手術。目前健康情況不錯。我查看了甲午年「四之氣」的時相框架：

司天：少陰君火	115	
客氣：太陰濕土	126	
主運：土之太過	126	∧
主氣：太陰濕土	126	
在泉：陽明燥金	28	

按五運六氣規律來說，甲午年「全年濕氣偏重，午年為少陰君火司天，上半年火氣主事；下半年陽明燥金在泉，燥氣主事。運氣結合，則可知濕氣、火氣和燥氣為全年氣象的主要特徵。」[6]

關於甲午年「四之氣」（7月23日至9月22日），《中醫運氣與健康預測》概括說：「一火三土；偏熱、偏陰虛，屬濕性特異體質。」[7]它是就先天稟賦來說的，不過也描述了這個「四之氣」的主要特徵：偏熱、偏陰虛。

從先天體質看，她的弱臟是肝木，強臟是脾土；是水木衰，火土旺，脾土尤旺；脾胃土和肝木、腎水都已經超出了「警戒線」，所以值得重點關注。在中醫理論中，與婦女乳房生理相關的臟腑主要是脾胃、肝、腎。在這位女士的先天體質中，脾胃、肝、腎，正好落到了五臟分布的兩個「端」點，脾胃過於旺，而肝腎則過於弱。到了甲午年八、九月，撞上了以上的「四之氣」時相框架，「一火三土」，脾胃土實在旺到了頭；濕氣、火氣再加上燥氣，對這位先天土旺、水木衰弱的中年婦女就查出了乳房癌的病情。幸好發現得早，及時手術根治，至今癒後情況良好。

◻ 3 · 一個全新的個性化保健策略

現在，我們可以提出一種全新的、動態的、個性化養生和保健策略。說它「個性化」，它是以個人的先天體質為出發點，也就是根據個人出生的時空結構來量體制訂的保健方案；說它「動態」，它是以自然界五運六氣的運轉為自己動態變遷的大環境。這個自然環境是按五運六氣規律不斷地變遷的。因此，這是一個根據個人先天體質與自然大環境中五運六氣的變化關係，來擬定依據時段而順時推移的保健計劃。這個「與時俱進」的保健計劃可以以每兩個月的「六氣」時段作為一個基本單位。

比如，明年 2017 年（丁酉年），根據五運六氣規律，自 2017 年 1 月 20 日卯時（大寒）起，進入了丁酉年的運氣時段。丁為木之不及，所以主運為「木運不及」。木不及，則剋木的金氣盛行，也就是「木運不及，燥氣大行」。因此全年燥氣偏盛。酉年為陽明燥金司天，故上半年燥氣尤盛；下半年少陰君火在泉，火氣偏盛。運氣結合，可知丁酉年燥氣和火氣是全年氣象的主要特徵。

進一步分析 2017 年年內「六氣」的情況。

初之氣（1 月 20 日至 3 月 20 日），它的時相框架是：

司天：陽明燥金	28	
客氣：太陰濕土	126	
主運：木之不及	410	V
主氣：厥陰風木	410	
在泉：少陰君火	115	

《李陽波時相養生手冊》,「呈風、燥、熱、濕之氣。」

《實用運氣學說》:「正常氣候,春陽上升,氣候溫和,不燥不濕,風調雨順。」從六氣客主加臨上看,主氣厥陰風木剋客氣太陰濕土,但上半年司天為陽明燥金,此金可剋制木,使木無力剋土,由逆而轉順,所以氣候正常。

《中醫自然體質論治》:「風不足,燥偏盛,熱來復,易病及肝、肺、脾。春行長夏令,春生陽氣被濕氣所遏,易患內熱脹滿,面目浮腫,嗜睡,鼻塞流涕,噴嚏,鼻血,呵欠,嘔吐,小便黃赤,甚者小便淋漓不暢等證。」

《中醫運氣與健康預測》:「一火無水雙木;偏熱,偏陰虛,且有風性特點。」

二之氣(3月20日至5月21日),它的時相框架是:

司天:陽明燥金	28	
客氣:少陽相火	17	
主運:木之不及	410	V
主氣:少陰君火	115	
在泉:少陰君火	115	

《李陽波時相養生手冊》:「呈風、燥、熱之稟氣。」

《實用運氣學說》:「異常氣候,雨少風多,天氣早熱且乾燥。」從六氣客主加臨上看,主氣少陰君火,客氣少陽相火,臣位君上,為逆,故主氣候異常。

《中醫自然體質論治》:「風不足,燥偏盛,熱來復。易病及肝、肺、脾。春夏之交,少陽相火加臨君火之上,火熱偏盛,臣臨君為逆,易致瘟疫流行,而多暴死。」

《中醫運氣與健康預測》:「三火無水;偏熱,偏陰虛,屬熱性特異體質。」

三之氣（5月21日至7月22日），它的時相框架是:

司天：陽明燥金	28		
客氣：陽明燥金	28		
主運：木之不及	410	V	
主氣：少陽相火	17		
在泉：少陰君火	115		

《李陽波時相養生手冊》:「呈風、燥、熱之稟氣。」

《實用運氣學説》:「正常氣候,天氣炎熱而不亢,風雨適度。」從六氣客主加臨上看,主氣少陽相火,客氣陽明燥金,主剋客,但本年上半年燥金司天,此金可助客氣,由逆而轉順,故氣候正常。

《中醫自然體質論治》:「風不足,燥偏盛,熱來復。易病及肝、肺、脾。夏行秋令,燥氣熱氣相互交合,易患寒熱等證。」

《中醫運氣與健康預測》説:「二火雙金;偏熱,偏陰虛,且有風性特點。」

四之氣（7月22日至9月23日），它的時相框架是:

司天：陽明燥金	28	
客氣：太陽寒水	39	
主運：木之不及	410	V
主氣：太陰濕土	126	
在泉：少陰君火	115	

《李陽波時相養生手冊》：「呈風、燥、熱、濕、寒之稟氣。」

《實用運氣學說》：「此氣為異常氣候。在局部地區，……雨水過多，氣候寒冷。平素脾胃虛弱之體，易於感受時令之寒濕。」從六氣客主加臨上看，主氣太陰濕土，客氣太陽寒水，土剋水，主剋客，主氣候異常。

《中醫自然體質論治》：「風不足，燥偏盛，熱來復。易病及肝、肺、脾。長夏行冬令，暑熱被寒濕所鬱，易患突然跌倒，寒冷發抖，神志不清，胡言亂語，氣息低微，咽喉乾燥，口渴引飲，以及心痛，癰腫瘡瘍，寒性瘧疾，骨軟無力，二便出血等證。」

《中醫運氣與健康預測》説：「一水一火；但出生於夏季，中性偏熱，五行俱全。」

五之氣（9月23日至11月22日），它的時相框架是：

司天：陽明燥金　　　　28
客氣：厥陰風木　　　　410
主運：木之不及　　　　410　　　V
主氣：陽明燥金　　　　28
在泉：少陰君火　　　　115

《李陽波時相養生手冊》：「呈風、燥、熱之稟氣。」

《實用運氣學說》：「正常氣候，風雨適度，涼爽宜人。……在局部地區，可出現氣候燥熱，雨少風多。」從六氣客主加臨上看，主氣陽明燥金，客氣厥陰風木，金剋木，主剋客，但下半年少陰君火在泉，此火可抑制主氣金，使之無力剋木，於是氣候正常。

《中醫自然體質論治》：「風不足，燥偏盛，熱來復。易病及肝、肺、脾。秋行春令，萬物又生長繁榮，該收反生長，注意肺系病。」

《中醫運氣與健康預測》說：「一火無水雙木雙金；偏熱，偏陰虛，有風燥特點。」

六之氣（11月22日至1月20日），它的時相框架是：

司天：陽明燥金	28	
客氣：少陰君火	115	
主運：木之不及	410	V
主氣：太陽寒水	39	
在泉：少陰君火	115	

《李陽波時相養生手冊》：「呈風、燥、熱、寒之稟氣。」

《實用運氣學說》：「正常氣候，氣候寒冷，雨雪適度，或見雨雪偏多。」從六氣客主加臨上看，主氣太陽寒水，客氣少陰君火，水剋火，主剋客，但下半年少陰君火在泉，此火可助客氣之火與主氣寒水抗衡，由不相得而轉為相得，主氣候正常。

《中醫自然體質論治》：「風不足，燥偏盛，熱來復。易病及肝、肺、脾。冬行夏令，陽氣不藏，易發溫病。」

《中醫運氣與健康預測》說：「二火一水；偏熱，偏陰虛。」

以上是對 2017 年度「六氣」狀態的簡要認識。

現在，我們可以觀察不同先天體質的人，在 2017 年中的可能發生的健康狀況了。

比如，對於前文提到的案例（95），即 1949 年 10 月 30 日亥時出生的男性，他的先天體質是陽虛質，其五臟分布是：

肝	心	脾	肺	腎
-8.89	-13.04	16.68	-2.73	12.70

他的強臟是脾土，弱臟是心火。兩者都在「警戒線」之內，因此，以弱臟心火為主要關注點。2017年的總體環境是以燥氣和火氣為主導，對於這位朋友來說，在健康上是比較「易過」的好年頭。因為陽虛、寒濕是這個先天體質的特點，而大環境是熱燥，正好可以得到相對的平衡。

再進一步聯繫「六氣」階段，最有利於他的養生階段是二之氣（3月20日至5月21日）、三之氣（5月21日至7月22日）和五之氣（9月23日至11月22日），因為這些時段的自然環境是完全以燥、熱為特徵。抓住這些時空階段，以大自然之氣，平衡體內的寒濕之氣。所以，這個階段，應注意作息時間，做一些適當的戶外運動，多曬曬太陽，注意飲食結構，對於養生保健，或許會收到事半功倍的好效果。這就是主動地利用自然界的氣息來促進自己身體的健康的好策略。

然而，對於上文討論過的那位曾患過乳房癌的女性（1970年11月2日凌晨2:15出生），2017年就要更重視自己的健康保養了。她的先天體質是陰虛質兼血瘀質、特稟質等，其五臟分布再現於下：

肝	心	脾	肺	腎
-18.88	3.84	28.64	2.41	-16.02

她的強臟是脾土，弱臟是肝木，次弱臟是腎水，而且，這三者都超越了「警戒線」。這個先天體質的特點是：腎水、肝木衰，心火、脾土旺，脾土尤旺。2017年的大環境以燥氣、火氣為主要特徵，對陰虛、腎水弱的人顯然是不利的。

再進一步查看2017年年內「六氣」的狀況。其中二之氣（3月20日至5月21日）尤其要引起注意。因為這個時間段的大環境狀況是「三火無水；偏熱，偏陰虛。」她的先天體質是陰虛質，再遇上這等偏熱的環境，顯然是很不利於她的健康的，值得引起足夠的重視。在這個階段，應當把健康保養提到日程上來，在作息時

間、飲食結構、精神修養各方面都要有目常照對的好方案，

通過這樣的先天體質與後天大環境特徵的比較，我們可以找到一種全新的動態的個性化的保健對策，直接切入中醫「治未病」的實踐，真正體現以人為本、因人制宜的特點，成為「治未病」的重要方法和手段，從而真實地體會到傳統中醫實是「觀天、觀地、察人事的宏觀大實驗」[8]。

注釋：

1 　《中醫自然體質論治》，封面。

2 　《中醫自然體質論治》，第 10 頁。

3 　《李陽波時相養生手冊》，第 116 頁。

4 　《實用運氣學說》，第 67 頁。

5 　《中醫運氣與健康預測》，第 100 頁。

6 　《實用運氣學說》，第 242 頁。

7 　《中醫運氣與健康預測》，第 100 頁。

8 　《五運六氣解讀傷寒論》，第 276 頁。

一場次別開生面的講座

　　2016 年 11 月 12 日下午，上木草堂「『先生來了』人家講座」榮幸地邀請到著名文化學者陸致極先生來作學術演講。題目是《談「先天體質」及其類型的預測》。

　　演講之前，按照陸先生的要求，每一個聽眾都填寫了「中醫體質分類與判定自測表」（中華中醫藥學會標準），並通過計分瞭解到自己目前所屬的體質類型。

　　陸先生雖年近古稀，但精神矍鑠。他從自然稟賦講到了人的體質類型，從中醫五運六氣講到了「四柱」的時空結構，從九種體質的分類講到先天體質的預測，內容豐富，邏輯分明，有理有據，神飛意馳，時時迸發出思想的火花。三年前我就聽過陸老師的講座，今年春天參加了他在應象中醫舉辦的「八字命理學基礎班」，我也是陸老師健康研究小組的志願者，深知他深厚的文化功底和講述的魅力。傳統文化深邃古樸的理論，在他那兒總是舉重若輕，娓娓道來，中華古老文化的精粹盡在眼前。陸老師還介紹了自己的電腦預測程序，如何運用大數據，把傳統文化與現代科學技術結合起來，去開拓東方生命科學的新天地。

　　兩個小時的講演，飛快就過去了。又一個高潮來了：給每一個聽眾測試先天體質。大家興奮地圍在陸老師身旁。只見他打開電腦程序，並不看大家的自測結果，僅把出生時間（年、月、日、時，性別）輸入進電腦。瞬間，程序結果就出來了。接著，拿這份由程序輸出的「先天體質」參數與大家自測的體質參數相比對，現場十多位聽眾都驚訝了：居然都是高度一致——個個「命中」！準確率如此之高，讓大家無不驚嘆於我們古人的智慧，無不驚嘆於陸老師的研究成果。陸老師自己也十分感

慨，他説：「今天有這樣的結果，真是出乎我自己的期待！」

　　現場有一位草堂的會員，之前來草堂時舌苔白膩，齒痕明顯，肢體困重，大便不成形，四肢易冷，有比較明顯的脾虛陽虛狀態。陸老師現場測試後，數據中水濕參數明顯高於正常值。有這樣先天體質的人，確實更適合艾灸調理。無怪乎他在艾灸時和艾灸後均感覺到身體的舒適度在增加。

　　現場還有一位朋友，他説自己對於艾灸感到不怎麼適合。在陸老師的先天體質預測裡，我看到了他是「氣鬱質」，還沒有看「一氣周流」的五臟分布狀態時，我就想起去年大家一起出去春遊，爬到山頂，大家説要一起唱歌，而這位朋友卻「醞釀」很久也沒有唱出聲來。據我們多年的交往，的確能夠感受到他那種隱忍和鬱滯的情緒。於是，現場讓他張開嘴巴，翹起舌頭，果然舌下兩根青筋怒張……各種表證都驗證了陸老師測試系統所得出的結論。而這個結論僅僅就是輸入出生時間，一瞬間就得出來的。

　　不僅是體質的預測，陸老師程序中根據出生時空對先天五臟分布的數值表述，對瞭解人的機體功能狀態也有十分重要的參考價值。

　　在傳統中醫理論裡面，五臟的狀態是一個「一氣周流」的圓運動體系，中間為脾胃，左升為肝木、心火，右降為肺金、腎水。然而，如何才能知道升多少、降多少才是正常範圍？有沒有一個可以衡量的數值呢？有沒有一個健康安全區間呢？陸老師在傳統研究的基礎上前進了很大一步，就是實現了先天五臟分布的數值表述，它不僅讓人可以看到左升右降是否在安全的健康區間，每一個升降的指數也是一目了然。

　　如果將來做成軟件，把這些數據形象化，比如柱狀圖或餅圖，然後顯示在屏幕上，給大家眼睜睜看到，這又是多麼令人振奮的事情啊！這不就是把古人描述的「一氣周流」給具體化了嗎？如果有這樣的檢測設備，每個人僅需要輸入出生時間，不就

很清楚自己的先天臟腑狀態了嗎？

　　知道了「先天體質」和先天五臟狀態，大家接著關心的就是該怎樣調養，在不同的五運六氣變遷階段中該如何注意。陸老師根據大家的問題，都一一作了有針對性的回答。有了靜態的先天體質結論，再放到動態的五運六氣系統裡，然後再交給專業的中醫或調理師，讓他們辨證時作為參考，給出專業的治療或調理建議，這樣，其效果是不是就會事半功倍呢？我自己就是這樣做的；前來草堂調理身體的客戶，我都會建議先看看出生時間，然後填一份「中醫體質調查問卷」。這樣，在調理之前進行辨證時，我就多了一個很客觀的參考依據。而這個依據，有時候往往還起到關鍵的作用，特別是亞健康及有慢性病的人群。這是我跟陸老師學習的收穫。

　　「觀天之道，執天之行」，「人秉天地之氣而生」。千百年來傳統中醫「天人合一」的思想在陸老師的研究下，清晰可見，觸手可及。我期待著陸老師的新書能早日出版，期待基於此研究的軟件系統早日開發，期待更多臨床中醫能夠掌握並運用這套理論系統，從而高效而精準的做出判斷，為更多人謀取福祉。

　　由於對每一個聽眾都進行體質預測並簡要觀察先天五臟的分布情況，原定兩個小時的講座，持續了近四個小時，大家才依依不捨地陸續離開草堂。

　　走出草堂已是夜幕降臨，華燈初上時分了。幾位草堂的會員跟我一樣意猶未盡，於是又邀陸老師一起晚餐。儘管就餐環境簡陋，但餐桌上大家依然興致盎然，聊先天體質為什麼會如此準確的反映出個人的健康狀態，聊先天體質的研究對於中醫臨床疾病診斷的積極意義，聊這項研究未來的發展前景……

上未草堂　秦敏禾

2016 年 11 月 18 日

主要參考文獻

王琦、盛增秀：中醫體質學説，江蘇科學技術出版社，1982 年。

王琦：中醫體質學，中國醫藥科技出版社，1995 年。

王琦：九種體質使用手冊，北方婦女兒童出版社，2010 年。

王琦：人分九種：人體體質辨識與養生，廣東科技出版社，2010 年。

王琦：中醫體質學研究與應用，中國醫藥出版社，2012 年。

王琦、田原：解密中國人的九種體質，中國中醫藥出版社，2009 年。

王琦主編：中醫體質學（高等中醫藥院校創新教材），人民衛生出版社，2005 年。

王琦主編：中醫治未病解讀，中國中醫藥出版社，2007 年。

王琦主編：中國人九種體質的發現，科學出版社，2011 年。

靳琦整理：王琦辨體—辨病—辨證診療模式，中國中醫藥出版社，2006 年。

匡調元：人體體質學：中醫學個性化診療原理，上海科學技術出版社，2003 年。

匡調元：人體新系猜想，上海中醫藥大學出版社，2004 年。

孫理軍：中醫解讀人的體質，中國中醫藥出版社，2008 年。

傅傑英：中醫體質養生，鷺江出版社，2009 年。

張秀勤：體質與五臟養生，中國輕工業出版社，2011 年。

彭子益：圓運動的古中醫學，中國中醫藥出版社，2007 年。

張涵：圓運動古中醫臨證應用，中國醫藥科技出版社，2010 年。

汪德雲：運氣與臨床，安徽科技出版社，1990 年。

李陽波：開啟中醫之門：運氣學導論，中國中醫藥出版社，2005 年。

黃濤、李堅、文玉冰：李陽波時相養生手冊（最新版），中國醫藥科技出版社，2013 年。

任應秋：任應秋運氣學説六講（任廷革整理），中國中醫藥出版社，2010 年。

方藥中、許家松：黃帝內經素問運氣七篇講解，人民衛生出版社，2007 年。

張景明、陳震霖：中醫運氣學説解讀，人民軍醫出版社，2008 年。

楊威、白衛國主編：五運六氣研究，中國中醫藥出版社，2011 年。

黃天錫、劉含堂主編：實用運氣學説，學苑出版社，2006 年。

莊一民：中醫運氣與體質養生，中國中醫藥出版社，2009 年。

田合祿：五運六氣解讀《傷寒論》，中國中醫藥出版社，2014 年。

田合祿、周晉香、田蔚：醫易生命科學，山西科學技術出版社，2007 年。

田合祿、毛小妹、秦毅：中醫自然體質論治，山西科學技術出版社，2012 年。

馬維騏主編：中醫運氣學簡明解讀，中國醫藥科技出版社，2009 年。

寇勝華：中醫升降學，江西科學技術出版社，1990 年。

張恆、楊鋭：中醫升降學説疏要，學苑出版社，2012 年。

劉力紅：思考中醫：傷寒論導論，廣西師範大學出版社，2006 年。

郭肇炎：中醫五臟病學，四川科學技術出版社，2007 年。

張效霞：臟腑真原，華夏出版社，2010 年。

潘毅：尋回中醫失落的元神(1)(2)，廣東科技出版社，2013 年。

張其成：易道主幹，中國書店，1999 年。

楊力：周易與中醫學，北京科學技術出版社，2005 年（第三版）。

樓中亮：算病：算出體質，量身訂做養生方案，時報文化，臺北，2010 年。

陸致極：又一種「基因」的探索，上海人民出版社，2012 年。

陸致極：中國命理學史論：一種歷史文化現象的研究，上海人民出版社，2008 年。

陸致極：命運的求索：中國命理學簡史及推演方法，上海書店出版社，2014 年。

陸致極：中國命理學簡史及推演方法，繁體字本，香港萬里機構，2015 年。

陸致極：八字命理學基礎教程，香港圓方出版社，2016 年。

張聞玉：古代天文曆法講座，廣州師範大學出版社，2008 年。

郭志剛：社會統計分析方法：SPSS 軟件應用，中國人民大學出版社，2009 年（重印）。

解讀時空『基因』密碼
疾病有數

作者
陳敏楠

編輯
吳春暉

美術設計
Charlotte Chau

出版者
圓方出版社
香港鰂魚涌英皇道1065號東達中心1305室
電話：2564 7511
傳真：2565 5539
電郵：info@wanlibk.com
網址：http://www.wanlibk.com
　　　http://www.facebook.com/wanlibk

發行者
香港聯合書刊物流有限公司
香港新界大埔汀麗路36號
中華商務印刷大廈3字樓
電話：2150 2100
傳真：2407 3062
電郵：info@suplogistics.com.hk

承印者
中華商務彩色印刷有限公司

出版日期
二零一七年四月第一次印刷

萬里機構

萬里 Facebook

本書配有先天體質預測程式，只要輸入自己的出生時間就可以瞭解到自己的先天體質狀況。讀者請使用「微信」應用程式掃描上面這個二維碼，關注「至易健康」微信公眾號，即可進入預測程式，也可以留言尋求更多幫助。